AF463386

LES

VICTIMES DE LA RAGE

NOUVELLES INSTRUCTIONS

SUR

CETTE MALADIE

CONTENANT

les Faits divers de la Rage, recueillis dans le PETIT JOURNAL,

en 1878, 1879, 1880, Janvier et Février 1881,

par

PHILIPPE HEU,

Vétérinaire à Chaumont-en-Vexin (Oise),

Membre correspondant de la Société centrale de Médecine-Vétérinaire, de la Société de Médecine-Vétérinaire pratique de la Seine, Seine-et-Marne et Seine-et-Oise, Membre du Conseil d'hygiène et de salubrité du canton de Chaumont-en-Vexin (Oise).

PARIS,

ASSELIN, LIBRAIRE, PLACE DE L'ÉCOLE DE MÉDECINE.

1881.

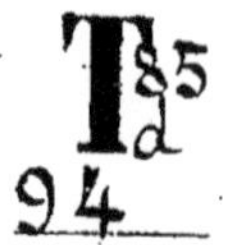

LES VICTIMES DE LA RAGE

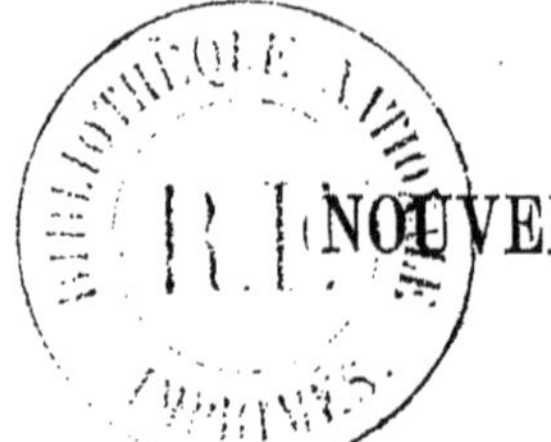

OU

NOUVELLES INSTRUCTIONS

SUR

CETTE MALADIE

CONTENANT

les Faits divers de la Rage, recueillis dans le PETIT JOURNAL,

en 1878, 1879, 1880, Janvier et Février 1881,

par

PHILIPPE HEU,

Vétérinaire à Chaumont-en-Vexin (Oise),

Membre correspondant de la Société centrale de Médecine-Vétérinaire, de la Société de Médecine-Vétérinaire pratique de la Seine, Seine-et-Marne et Seine-et-Oise, Membre du Conseil d'hygiène et de salubrité du canton de Chaumont-en-Vexin (Oise).

PARIS,

ASSELIN, LIBRAIRE, PLACE DE L'ÉCOLE DE MÉDECINE.

—

1881.

A

MON FRÈRE JULES HEU,

Ancien Notaire.

HOMMAGE DE MON AMITIÉ ET DE MON PROFOND AMOUR FRATERNEL.

A

MON MAITRE ET AMI M. H. BOULEY,

Membre de l'Institut, Membre de l'Académie de Médecine,
Professeur au Museum d'Histoire naturelle,
Secrétaire de la Société centrale de Médecine-Vétérinaire,
Inspecteur général des Ecoles vétérinaires,
Officier de la Légion-d'Honneur.

HOMMAGE DE MA RECONNAISSANCE ET DE MA SINCÈRE AMITIÉ.

SOMMAIRE DU LIVRE.

Définition de la rage sur les différents animaux. — Les faits divers de la rage. — Actes de dévouement accomplis par des femmes luttant contre des chiens enragés. — Les victimes du devoir. — Les chiens enragés attaquent le plus souvent les enfants et aussi les femmes ; la statistique des faits le prouve. — Explication de cette cause.

Etat des connaissances actuelles sur la rage. — La médecine expérimentale : MM. PASTEUR et GALTIER. — Rage du chien, symptômes publiés par MM. H. BOULEY et PROUST. — Le hurlement de la rage, sypmtôme caractéristique. — Se défier des os arrêtés dans le gosier. — Conclusion de tous les faits de rage. — Proposition de M. FARCY à la Chambre des députés, son application utile à ceux qui exposent leur vie dans les cas de rage.

Rage du chat, symptômes. — Les morsures du chat enragé presque toujours mortelles. — Preuves à l'appui.

Rage du loup. — Ses morsures souvent mortelles. — Les loups du bois ne se mangent pas mais ils doivent se mordre.

Les remèdes contre la rage depuis 1770 jusqu'à nos jours. — L'omelette à la pimprenelle. — Saint Hubert. — La clef de Saint-Pierre pour flâtrer les chiens. — Les écailles d'huîtres, etc.

Le courant électrique continu. — Les bains de vapeur. — Le Xanthium spinosum. — Le Hoang-nan. — L'émoussement des dents préconisé par M. BOURREL. — Le moyen le plus efficace est la cautérisation au fer rouge.

La rage peut guérir spontanément, preuves à l'appui.

Responsabilité des propriétaires d'animaux enragés. — Nécessité de mesures rigoureuses contre la rage. — Abattage des chiens suspects. — Mesures proposées pour l'extinction de la rage. — Notre opinion à ce sujet.

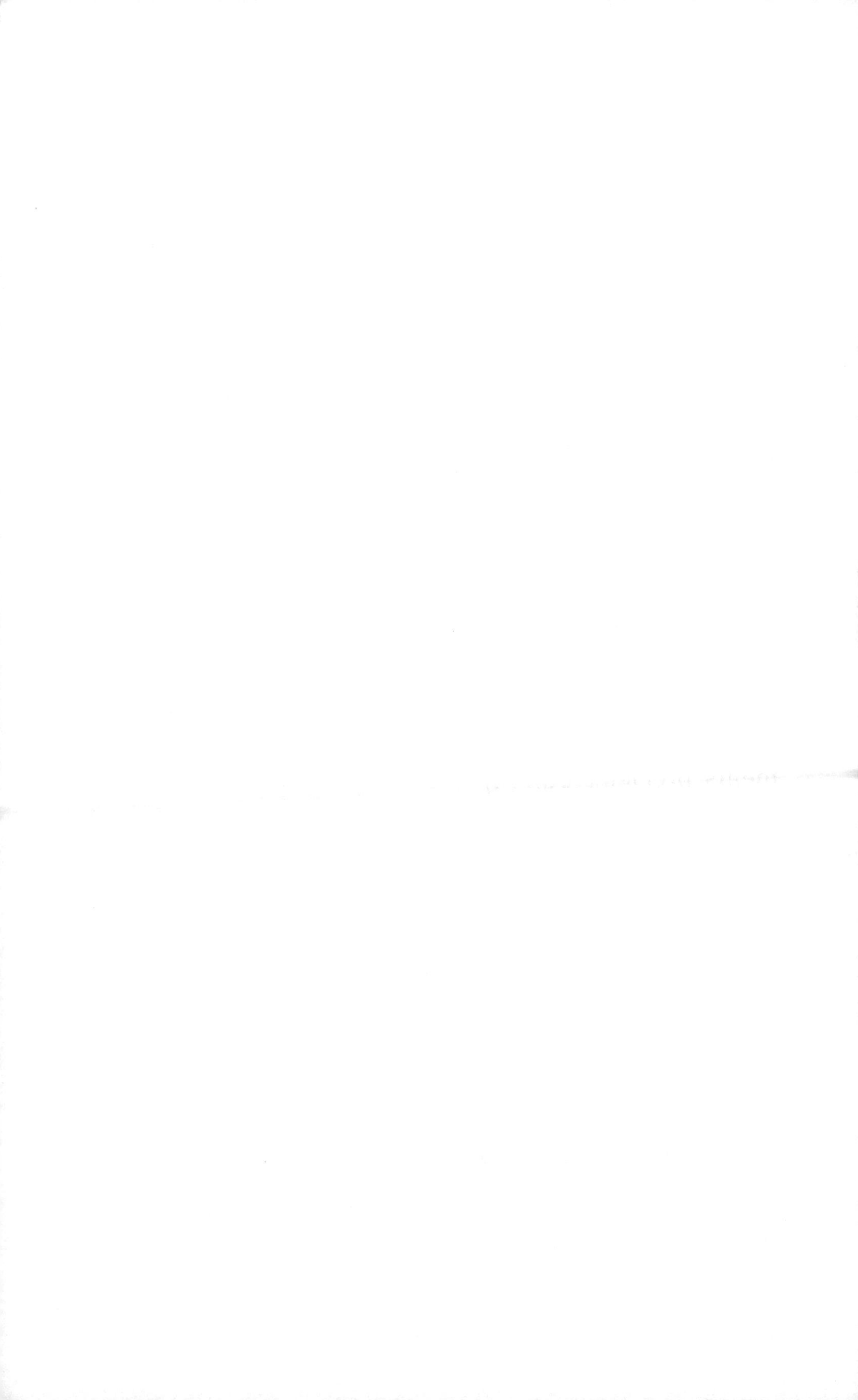

PRÉFACE.

Ne parlez que de ce qui peut être utile à nous ou aux autres.

FRANKLIN.

En publiant ce travail, que j'ai intitulé les *Victimes de la Rage,* je n'ai eu d'autre but, comme le prouvent les divers articles que j'ai écrits dans le *Recueil de Médecine-Vétérinaire* sur ce sujet, depuis dix-huit ans, que d'être *utile aux autres* selon la maxime de Franklin, que j'ai prise ici pour épigraphe.

On a beaucoup fait depuis quelques années, pour diminuer les accidents de la rage : c'est ainsi qu'à Paris de minutieuses statistiques ont été relevées avec soin par des hommes spéciaux, et ont servi de documents précieux aux représentants de la science pour obtenir le chiffre exact des personnes et animaux mordus chaque année par des chiens enragés, et en tirer des conséquences utiles pour la salubrité publique.

En 1870, un savant, dont s'honore à juste titre notre profession, M. H. Bouley, de l'Institut, a fait une intéressante communication à l'Académie des Sciences sur les cas de rage survenus à l'homme et aux animaux, et recueillis en France pendant une période de six années.

Dans l'appréciation à laquelle je me suis livré au sujet de ce rapport de mon honoré maître, M. H. Bouley, je disais dans un article publié sur le *Recueil* de septembre 1870 : « que l'*état de liberté* laissé aux chiens de nos campagnes était une des *causes principales de la rage.* »

Depuis dix ans que j'ai exprimé cette opinion pour arriver à l'extinction de la rage, nous avons vu le service sanitaire être réorganisé un peu partout, à Paris principalement. Malgré les circulaires lancées à cette effet par le Ministre de l'Intérieur aux Préfets et aux Maires, on n'est pas encore parvenu aujourd'hui à *réfréner* le vagabondage des chiens dans une notable proportion ; je n'en veux pour preuve que le rapport que faisait à l'Académie de Médecine, le 21 septembre 1880, notre savant collègue de Paris, M. Camille Leblanc, membre de la docte assemblée.

En terminant la statistique des faits de rage, de 1876 à 1879 inclusivement, M. C. Leblanc « exprime le désir « que l'on poursuive encore plus rigoureusement la « disparition de cette masse de *chiens errants* qui sont « exposés aux morsures des animaux enragés et qui « forment l'élément le plus dangereux au point de vue « de la propagation de cette terrible maladie. »

Les accidents occasionnés par les chiens enragés n'ont donc diminué que d'une manière peu sensible ; cette diminution, remarquons-le, date de l'événement malheureux survenu à M. Montigny, fils du directeur du théâtre du Gymnase.

C'est aussi, à dater de cette époque, que l'Administration de l'Agriculture fit rédiger une instruction sur la rage, qu'elle envoya aux Préfets et aux Maires, le 19 juillet 1878.

Autant d'accidents de rage survenus à diverses personnes, en une seule année (1878), attirèrent mon attention. Je me décidai à faire une collection de ces *faits divers* de la rage, recueillis sur le *Petit Journal*, pour voir, essayer enfin, si je ne pourrais pas en tirer quelque conséquence *utile aux autres*. C'est en mettant sous les yeux du public la manière dont se sont produits ces divers accidents de rage, que l'on peut en empêcher le renouvellement. Ce sont des exemples terribles que ceux qui sont arrivés à quelques personnes qui ont recueilli des animaux malades sur la voie publique !

Le nombre en est encore trop grand de ces victimes de leur imprudence, comme de celles aussi qui l'ont été par l'ignorance des principaux symptômes de la rage !

A tous ces points de vue, j'ai pensé qu'en publiant les *Victimes de la Rage* c'était un des meilleurs moyens d'empêcher le retour d'accidents aussi cruels que ceux que l'on verra plus bas.

Pour faire une œuvre de vulgarisation aussi complète que possible, j'y ai joint les symptômes de la rage du chien, du chat et du loup, ainsi que les remèdes de la rage depuis l'époque la plus reculée jusqu'à nos jours, la responsabilité des propriétaires d'animaux enragés, etc., etc.

Je dois à la vérité de dire ici que mes productions seules n'auraient pas suffi à l'élaboration de ce travail ; que j'ai dû faire de nombreux emprunts à la chronique du *Recueil de Médecine-Vétérinaire*, si savamment rédigé par M. H. Bouley, de l'Institut, mon illustre et affectionné maître.

Ces emprunts, qui m'ont coûté quelques peines et quelques veilles pour les rechercher et leur assigner leur véritable place, je devais les faire figurer dans un travail surtout que je destine au public, comme devant lui servir d'*instructions sur la rage.* En les faisant, j'étais persuadé de puiser à bonne source, tant au point de vue de la science, que sur la question des mesures sanitaires de la rage, sur lesquelles M. H. Bouley, en sa qualité de membre de l'Institut et de l'Académie de Médecine, prend soin de tenir les lecteurs de son journal au courant.

Si, par ces *nouvelles instructions* sur la rage, j'ai pu rendre quelque service à l'humanité, je m'estimerai heureux d'avoir suivi la maxime de Franklin, en cherchant à faire quelque chose d'*utile pour les autres.*

Chaumont-en-Vexin (Oise), ce 12 mars 1881.

DE LA RAGE.

CHAPITRE I.

La rage est une maladie dont le nom seul fait horreur.

Celse définit la rage : « Le plus lamentable genre de « maladie où le malade est torturé tout à la fois et par les « ardeurs de la soif et par l'horreur de l'eau. (*Miserrimum « genus morbi, in quo simul œger et siti et aquœ metu « cruciatur.)* » (H. Bouley, *Recueil*, décembre 1877.)

La rage est particulière aux animaux du genre chien et chat ; elle est contagieuse par la salive à l'espèce humaine et à tous nos animaux domestiques. L'homme même, qui est enragé, peut communiquer la rage à son semblable par la salive, qui est virulente (1).

L'envie de mordre est un caractère dominant de la rage furieuse chez quelques espèces d'animaux, surtout chez ceux pourvus de dents incisives aux mâchoires supérieure et inférieure ; l'homme aussi partage avec eux ce triste privilège. C'est ainsi que le chien et le chat mordent avec fureur et sans provocation aucune les personnes qui se trouvent à la portée de leurs coups de dents : c'est là un motif qui fait qu'ils se jettent de préférence sur les enfants et les femmes, qui ont comparativement la taille moins élevée que celle de l'homme,

(1) Rapport de M. H. Bouley à l'Académie de Médecine, août 1880.

comme le prouvent malheureusement les accidents que je rapporterai plus bas. Une remarque qui découle des faits que j'ai recueillis dans ces trois dernières années, c'est que les morsures infligées aux personnes par les chats enragés ont été presque toutes *mortelles.*

Le cheval enragé mord aussi avec frénésie et frappe des pieds de devant et de derrière. Ce n'est que rarement que les animaux des espèces bovine et ovine sont pris de l'envie de mordre, et encore ne peuvent-ils le faire qu'imparfaitement, la nature les ayant privés de dents incisives à la mâchoire supérieure.

On distingue deux variétés de rage, la rage *furieuse* et la rage *mue* ou *muette.* Ces deux variétés de rage sont de nature identique et ne diffèrent l'une de l'autre que par l'impossibilité de mordre pour les animaux affectés de la rage mue.

Quelques auteurs admettent que la rage peut naître *spontanément* chez le chien et le chat. Je ne discuterai pas ici cette opinion que des savants vétérinaires ont émise avec conviction (1) et que je partage moi-même avec eux, comme le témoignent les articles que j'ai rapportés à ce sujet sur le *Recueil ds Médecine vétérinaire.*

Nous ne voulons pas entamer ici une question de doctrine; nous nous bornerons à dire que la cause principale de la rage, — celle que tout le monde admet, — c'est la *contagion* qui est malheureusement trop fréquente encore.

A l'instar de quelques maladies contagieuses, telles que le charbon, le cholera des poules, la péripneumonie bovine, la maladie de la rage vient à son tour de subir le contrôle de la médecine expérimentale.

Un jeune professeur de l'école vétérinaire de Lyon, M. Galtier, a pu, au moyen d'un appareil de son invention,

(1) C'est l'opinion de MM. Leblanc père et fils, vétérinaires à Paris, membres de l'Académie de Médecine.

maintenir les chiens enragés fixés sous ses yeux, recueillir de leur bave et l'inoculer à d'autres animaux.

Résultats curieux que ceux obtenus par M. le professeur Galtier, lesquels il vient de communiquer à l'Académie de médecine, et qui sont un résumé des expériences qu'il poursuit depuis assez longtemps déjà sur la rage.

Ces expériences de M. Galtier démontrent ostensiblement :

1° Que le lapin inoculé de la rage contracte aussi cette terrible maladie ;

2° Que le virus rabique chez le chien, n'existerait que dans les glandes linguales et sur la muqueuse de la bouche et de l'arrière-gorge ;

3° Que la salive d'un chien mort de la rage conserve son activité pendant quarante-huit heures ; entre deux plaques de verre elle la conserve pendant dix jours.

Voilà certainement d'importantes découvertes dont sont appelés à profiter beaucoup de nos collègues, qui autrefois, inconscients du danger, négligeaient les précautions les plus élémentaires en faisant l'autopsie des chiens enragés qui étaient soumis à leur expertise, chez lesquels ils croyaient que toute virulence était éteinte avec la mort.

Au sujet de la rage on ne dira plus : *morte la bête, mort le venin.*

Un savant bien connu par ses habiles expériences, M. Pasteur, dans une communication qu'il a faite à la Société centrale de médecine vétérinaire, dans la séance du 13 janvier 1881, a annoncé :

Que le 11 décembre 1880, il avait recueilli du virus rabique dans la bouche d'un enfant qui mourait de la rage à l'hôpital Sainte-Eugénie, dans le service du docteur Lannelongue.

C'est quatre heures après la mort de cet enfant, que M. Pasteur recueillait, *lui-même,* à l'aide d'un pinceau très-propre, du virus pris à la voûte du palais et qui lui a servi à faire aussi des expériences sur plusieurs lapins.

Il résulte de ces expériences de M. Pasteur que le sang des lapins morts de la rage contenait un *microbe* en forme de 8, d'un diamètre de 1/1000 de millimètre, lequel serait la cause de la maladie et de la mort. Ce microbe se trouvait en grande abondance dans le sang des lapins morts de la rage ; il se rapprocherait, au point de vue morphologique, du microbe du choléra des poules.

Le Bulletin de la Société centrale nous a appris que, d'autre part, MM. les docteurs Lannelongue et Maurice Reynaud ont inoculé à des lapins le sang obtenu sur l'enfant vivant par une piqûre de l'extrémité du doigt ; ces inoculations ont été négatives.

CHAPITRE II.

Les victimes de la rage.

Sous ce titre nous avons voulu grouper dans un chapitre spécial tous les faits accidentels de la rage, que nous avons recueillis depuis le mois de juillet 1878 jusqu'à l'année 1880 inclusivement, et janvier et février 1881.

Nous allons présenter tous ces faits de rage aux dates où nous les avons recueillis dans différents journaux, et un plus grand nombre dans le *Petit Journal* que dans les autres.

Année 1878.

Dans la séance solennelle qui eut lieu à l'Académie française, à l'occasion de la proclamation des prix de vertu à la date du 2 août, M. Dumas, directeur de la savante assemblée, a fait ressortir, dans un style élégant, le dévouement de la sœur Simplice, laquelle, on va le voir, mourut à la suite des blessures qui lui furent faites par un chien enragé. Voici comment s'exprime l'illustre académicien à ce sujet :

« Si, par vertu, on veut entendre même le sentiment de « l'antiquité, eût-elle hésité un instant à considérer comme « un grand acte de vertu l'action de la sœur Simplice, garde-« malade de Bon-Secours, de la maison de la rue Jacob ? « Cette noble et sainte fille donnait ses soins à deux enfants « délicats, dont une visite de famille avait conduit les parents « aux environs de Bourges.

« Dans une promenade autour de l'habitation, à l'entrée « d'un bois vers lequel elle dirigeait les deux convalescents « et trois de leurs petits cousins, une fillette lui fait remar-« quer un chien de mauvaise apparence se roulant sur « l'herbe. Comprenant, à son aspect sinistre, le danger qui « menace son jeune troupeau, elle repousse celui-ci et se « porte en avant en criant : « Courez, sauvez-vous ! » Quant « à elle, attirant l'attaque de l'animal, elle en brave le choc, « le saisit par les mâchoires et le retient en place jusqu'à ce « qu'un vieillard, conduit par les cris des enfants épouvan-« tés, vienne, entre les bras même de la courageuse femme, « abattre le chien furieux et parvenu au dernier paroxisme de « la rage.

« La sœur Simplice avait reçu vingt-huit morsures.

« Malgré des soins empressés, trois semaines après elle « succombait à Paris, au milieu de ses compagnes. Les ob-« sèques de cette noble victime de la charité et du devoir at-« tiraient à l'église Saint-Germain-des-Prés une foule sym-« pathique, profondément émue, et chacun disait, en se dé-« couvrant avec respect : « Pauvre fille ! elle est morte au « champ d'honneur ! »

Voici deux autres actes de courage qui font également le plus grand honneur à leurs auteurs :

Deuxième fait, 15 juillet.

Un chien de petite taille, du genre terrier, ayant la gueule enflammée et baveuse, parcourait avec rapidité l'avenue des Ternes, poursuivi par les clameurs de quelques personnes.

Une charmante jeune personne, Mlle W..., sœur de l'un des plus sympathiques représentants de l'étranger au congrès international littéraire, s'armant bravement de son ombrelle, ne craignit pas de lutter avec le chien pour arrêter sa course; grâce à ce temps d'arrêt, le chien put être atteint et tué quelques instants plus tard.

L'ombrelle seule avait été déchirée pendant la lutte.

Troisième fait, 4 août.

« Un des employés supérieurs du chemin de fer de Lyon, « M. Henry, occupe à Evry, près de Villeneuve-Saint-Georges, « un petit pavillon où il vient chaque soir retrouver sa fa- « mille. Mme et Mlle Henry étaient allées, comme d'habi- « tude, au-devant de lui, sur la route de la gare, quand tout « à coup, d'un bosquet, débouche un énorme chien qui saute « sur Mme Henry et la mord d'abord une fois au bras droit, « puis trois fois au bras gauche.

« Aux cris poussés par Mlle Henry, l'animal se sauve, lais- « sant sa victime, sanglante et terrifiée, affolée.

« Les deux femmes étaient seules sur la route, loin de toute « pharmacie. Mlle Henry se souvient tout à coup d'avoir lu « que le virus rabique n'a point d'effet sur l'estomac. Elle « n'hésite, pas et, se jetant à son tour sur sa mère, elle ap- « puie successivement ses lèvres sur les quatre plaies qu'a « faites l'animal ; elle aspire et absorbe le sang.

« Espérons que cet acte héroïque d'amour filial sera cou- « ronné de succès. »

De pareils faits n'ont pas besoin de commentaires et ne peuvent que provoquer l'admiration générale à l'égard de ces trois courageuses jeunes filles, dont l'une, la sœur Simplice, est morte victime du devoir, la deuxième parvient à se dégager de la lutte avec la bête furieuse par son sang-froid et son courage, et la troisième accomplit un acte de dévouement filial pour sauver sa mère au péril de sa propre vie.

Année 1879.

1er juillet.

Un immense rassemblement s'était formé devant le nº 71 de la rue d'Avron. Un chien enragé s'était réfugié dans la cour de cette maison, après avoir mordu, sur son parcours, plusieurs autres bêtes.

A ce moment passait le secrétaire du commissaire de police du quartier. En apprenant la cause du rassemblement, il emprunta un révolver à un voisin, pénétra dans la cour, et au moment où le chien allait se précipiter sur lui, il lui logea une balle entre les deux yeux.

Ce jeune secrétaire, dont nous ignorons le nom, a été vivement félicité par les voisins.

Les chiens mordus sont recherchés pour être abattus.

19 juillet.

Un chien enragé parcourait la route d'Arcueil et pénétrait dans la boutique de la dame Gautereau, fruitière de Gentilly.

Il avait mordu neuf autres chiens. Un gendarme d'Arcueil avait déchargé sur lui son pistolet sans pouvoir l'atteindre.

Le gardien de la paix Acart, attaché au commissariat de

Gentilly, pénétra dans la boutique de la dame Gautereau, qui s'était réfugiée sous le comptoir, et tua l'animal à coup de sabre. Dans cette action, il se blessa grièvement au genou droit avec la pointe de son sabre.

Il reçut tout de suite les soins nécessaires dans une pharmacie voisine, puis fut ramené à son domicile.

M. Kuehn, commissaire de police de Gentilly, a fait abattre les neuf chiens mordus.

28 juillet.

Un chien enragé, d'une énorme taille, avait mis tout Levallois-Perret sans dessus dessous. Il avait déchiré à belles dents une vingtaine d'autres chiens et s'était jeté sur un jeune garçon de treize ans, auquel il avait mordu la jambe droite.

Tout le monde fuyait à son approche; mais un homme courageux, M. Hardouin, quincaillier, s'est mis bravement à sa poursuite, armé d'une barre de fer, et a fini par l'abattre.

30 juillet.

Une jeune fille habitant rue des Batignolles, possédant un petit chien havanais, s'aperçut, il y a quelque temps, que la pauvre bête était atteinte de la rage. Elle dut, à son grand regret, la faire abattre.

Pendant la maladie, dont elle ignorait la gravité, elle avait souvent essuyé la bave du petit chien avec son mouchoir.

Or, il y a une huitaine de jours, la jeune fille devint triste et même sombre. Elle s'enfermait dans son logement, où elle restait de longues heures dans un état de complète prostration.

Lundi matin, on la vit sortir tout à coup comme une folle, jeter d'étranges cris et se sauver du côté de Saint-Ouen.

Depuis, elle n'a pas reparu à son domicile. On craint qu'elle ne se soit jetée dans la Seine.

2 août.

Boulevard Ménilmontant, jeudi soir, vers cinq heures, en face d'un débit de cidre, un grand nombre d'enfants couraient lorsqu'ils s'arrêtèrent pétrifiés devant un énorme boule-dogue qui les regardait d'un air féroce, la gueule couverte d'écume.

— Il est enragé, crièrent les pauvres petits, en se sauvant de droite et de gauche, pendant que l'animal continua sa course devant lui ; — comme c'est du reste l'instinct des chiens atteints d'hydrophobie.

Les gardiens de la paix se mirent à la poursuite de l'animal et furent assez heureux pour l'abattre à coups de sabre.

Un vétérinaire a reconnu que ce chien était arrivé à la dernière période de la rage.

23 août.

Un chien enragé, parcourant la rue Blanche, a mordu et jeté par terre une fillette qui jouait sur le trottoir ; il s'est jeté aussi sur un garçon de treize ans, qu'il a cruellement blessé.

Les gardiens de la paix se sont mis à sa poursuite, suivis d'une foule énorme. Ils l'ont atteint seulement à la place de Clichy. Un gardien lui a donné un coup de sabre ; mais la bête, furieuse, a bondi et a repris sa course folle revenant à la place Blanche.

Là un gardien, parvenant à l'approcher, s'est résolument jeté sur lui, l'a saisi par le cou et ne l'a plus lâché. Il l'a ainsi porté, en l'étreignant, jusqu'au poste de la rue Larochefoucauld, où on a fini de l'étrangler.

Les enfants mordus ont été conduits dans une pharmacie où leurs plaies ont été cautérisées.

1er septembre.

UNE TRISTE MORT.

Dimanche matin est mort, au Val-de-Grâce, un malheureux sous-officier du 12e régiment d'artillerie, victime du devoir.

Il y a quatre ans, le maréchal-des-logis Sechenet a poursuivi avec trois de ses camarades, dans les rues de Tlemcen, où il était en garnison, un chien enragé ; il l'a étranglé avec ses mains, non sans difficulté, car le chien est parvenu à le mordre, lui et ses camarades. Ces derniers sont morts quelques jours après ; Sechenet n'a rien ressenti et a été renvoyé quelques semaines plus tard dans son régiment, à Vincennes, après avoir obtenu une médaille de sauvetage.

Il y a cinq ou six jours, il s'est senti incommodé ; croyant à une légère indisposition, il a pris un purgatif. Voyant que ce remède ne le remettait pas en état, il s'est adressé au docteur, en lui disant qu'il ne se sentait pas à son aise, qu'il avait mal à la gorge et qu'il ne pouvait pas avaler d'eau.

Le docteur a reconnu aussitôt tous les symptômes de la rage et a fait entrer le sous-officier à l'hôpital de Vincennes. Samedi soir, il a été évacué sur le Val-de-Grâce, où il est mort dans d'affreuses douleurs.

3 septembre.

Un terrier-boule, présentant tous les symptômes de la rage, parcourait le bois de Vincennes à l'heure de la promenade. Tout le monde fuyait épouvanté.

Le garde Richard, prévenu, se mit à sa poursuite. Cet agent, bien qu'amputé du bras droit, attaqua résolûment la bête furieuse, qui tenta de le mordre. Il lui porta habilement plusieurs coups de sabre et parvint à la tuer.

Ce garde s'est déjà signalé par plusieurs faits de ce genre.

9 septembre.

Un magnifique chat angora parcourait la rue des Martyrs. Son allure peu rassurante fit dire qu'il était enragé. On lui fit la chasse; un boucher a cassé la crosse de son fusil en essayant de l'assommer.

Le fugitif s'est réfugié dans le gymnase Paz ; et après avoir grimpé aux échelles, sauté d'un trapèze à l'autre, il est allé se cacher au sixième étage de la maison, où les moniteurs du gymnase, armés de sabres et de hachettes, l'ont encore pourchassé pendant près d'un quart d'heure. A la fin, la terrible bête a été assommée.

25 septembre.

Une dame Françoise Merry, âgée de trente-cinq ans, laitière à Vaugirard, se trouvait assise sous une porte cochère et débitait sa marchandise, lorsqu'un chien, la langue pendante et les yeux injectés de sang, se précipita sur elle et la mordit cruellement à la jambe gauche.

Ceci se passait il y a un mois environ : la plaie, une heure après l'accident, était cautérisée au fer rouge et la blessée restait au repos pendant quelques jours.

Avant-hier, la dame Merry fut soudainement prise de maux de tête très-violents et de douleurs sourdes dans tous les membres ; affectée qu'elle était encore de son accident, elle se présenta à l'hôpital Necker, où elle fut admise. Le jour même, elle manifestait tous les symptômes de l'hydrophobie, et les infirmières devaient lui appliquer la camisole de force.

Hier, après trente-six heures de souffrances horribles, que les piqûres répétées de morphine n'avaient pu calmer, la pauvre femme, dans un suprême accès de convulsions, rendit le dernier soupir.

29 septembre.

Le 11 août dernier, la veuve M..., âgée de cinquante ans, demeurant rue de Montreuil, fut mordue par un chat inconnu. Par mesure de précaution, la blessée courut chez un pharmacien du voisinage, qui cautérisa la plaie. La cicatrisation se fit très-rapidement, et Mme M... oublia ce petit incident.

Samedi soir, elle se tenait debout devant sa porte, causant avec une voisine, lorsque tout à coup ses yeux s'injectèrent, et, saisie par un subit accès de rage, elle se précipita sur son interlocutrice, essayant de la mordre.

La voisine, frappée d'épouvante, prit la fuite en appelant au secours; la veuve M.... s'élança à sa poursuite, et, la bouche écumante, les mains crispées, chercha à la saisir. Heureusement, l'accès terrible auquel elle était en proie, paralysa ses forces, et après une minute de course folle, elle tomba épuisée au milieu d'un groupe de voisins.

En ce moment arrivèrent les gardiens de la paix; l'un d'eux saisit une couverture et la jetant rapidement sur la malheureuse malade, réussit à l'envelopper.

La pauvre femme put alors être approchée, placée sur un brancard: elle a été transportée à l'hôpital Saint-Antoine.

Au moment où le triste cortège franchissait la porte de l'hospice, la malheureuse fut prise d'un nouvel accès, plus terrible que les précédents. Lorsque le docteur Couranjon, appelé en toute hâte, arriva pour lui donner de soins, il ne trouva qu'un cadavre.

30 septembre.

Nous avons raconté la mort d'une dame veuve...., demeurant rue de Montreuil, mordue par un chat. Voici un accident absolument semblable et qui démontre que le cas de

Mme M.... n'est pas spécial, et qu'on aurait tort de ne pas user de précaution avec les bêtes malades.

Au commencement du mois d'août dernier, vers cinq heures du matin, une pauvre balayeuse de rue, la nommée V..., âgée de cinquante ans, avisa sur un banc du boulevard Voltaire un chat à l'œil hagard. L'imprudente, croyant que l'animal avait été maltraité, voulut le caresser; mais le chat la mordit au pouce droit. Aucune cautérisation ne fut faite, et la plaie se cicatrisa très rapidement.

Le 23 septembre, au milieu de son travail, cette femme éprouva une violente douleur dans l'épaule droite; elle devint triste, préoccupée, inquiète. Elle éprouva un sentiment pénible de suffocation; sa figure exprimait la plus grande terreur, lorsqu'elle voyait un liquide, et surtout lorsque sa fille lui proposait de boire, quoique sa soif fût très-vive. La malade ne pouvait plus dormir ni la nuit ni le jour.

Un médecin de Charonne lui administra du chloral à haute dose, et parvint à vaincre sa répugnance pour les liquides. Elle put même boire du bouillon au moyen d'un biberon; mais l'insomnie persista.

La malheureuse avait conscience de son état; elle se savait atteinte de la rage et attendait la mort. Elle demanda à aller à l'hôpital, où elle a rendu le dernier soupir quelques heures après son entrée.

14 octobre.

Un ouvrier, nommé Ch..., âgé de trente-six ans, demeurant passage de l'Avenir, à Saint-Ouen, avait été mordu par par un chien à la dernière fête de Clichy. Samedi, dans l'après-midi, il se jeta, dans l'usine où il travaillait, sur un de ses camarades en voulant le mordre. Ce dernier, en voyant les yeux hagards de Ch..., courut prévenir le contre-maître, qui envoya aussitôt chercher le commissaire de police de Clichy, M. Paul Guénin. Celui-ci arriva, accompagné du docteur

Knops, qui reconnut tout de suite que Ch... était atteint de la rage, à la dernière période. On fit alors transporter à Beaujon le malheureux, qui, dans les moments calmes, criait à ceux qui l'approchaient : « Sauvez-vous, car je vous morderais. »

Année 1880.

2 janvier.

Hier matin, un chien enragé parcourait les rues d'Aubervilliers. C'était juste à l'heure d'entrée des écoles, et les enfants étaient menacés, quand M. Joseph François, brocanteur, rue de Solférino, 23, a tué cet animal d'un coup de fusil au moment où il se précipitait sur lui.

C'est le troisième chien enragé, en trois ans, que ce courageux citoyen a abattu dans Aubervillers.

6 janvier.

Un chien atteint de rage s'est introduit vendredi dans le bâtiment-caserne des gardes du bois de Vincennes.

Après avoir dévoré les paillassons qu'il a trouvés dans les escaliers, le chien s'est dirigé vers Charenton, où le garde du bois, Rabarot, s'est mis à sa poursuite et est parvenu à l'abattre à coups de bâton et de barre de fer, non sans avoir plusieurs fois risqué d'être mordu.

Malheureusement, quelques moment auparavant, le chien avait mordu une petite fille âgée de vingt-trois mois, nommée Jeanne P...., et deux chevaux appartenant à un nourrisseur de Charenton.

20 mars.

COURAGE D'UN GARDIEN DE LA PAIX.

La place Moncey a éte mise en émoi, hier matin, par l'apparition d'un chien de forte taille, l'écume à la gueule, qui, débouchant par la rue de Douai, mordait tous les chiens qu'il rencontrait. Le gardien de la paix Delle, du 18e arrondissement, de planton sur la place, se mit aussitôt à la poursuite du terrible animal, qu'il rejoignit au coin de la rue des Dames et de la rue Lemercier.

Le chien, serré de près, se retourna contre le brave agent, qui, son sabre à la main, n'hésita pas à l'attaquer.

La lutte a été des plus vives et des plus dangereuses ; ce n'est qu'au sixième coup, alors que l'animal furieux s'élançait sur son adversaire, que le sabre de l'agent a réussi à l'abattre.

Ce n'est pas, d'ailleurs, la première fois que le garde de la paix en question donne l'exemple d'un aussi remarquable dévouement; car, le mois dernier, c'est encore lui qui a été grièvement contusionné en arrêtant un dangereux malfaiteur à l'angle des rues de Puteaux et Marcadet.

M. Marcadier, commissaire de police, a ouvert une enquête pour faire abattre tous les chiens mordus.

Une dame, sur laquelle le chien s'était jeté, et qui s'était évanouie n'a heureusement eu que sa robe déchirée.

21 mars.

Hier matin, un chien enragé, de forte taille, parcourait la rue Rebeval, mordant tous les chiens qu'il rencontrait. Le gardien de la paix Cuny s'est mis à sa poursuite, et, l'ayant acculé dans une cave de la rue Piat, il l'a tué à coups de sabre.

10 juillet.

Un chien enragé, poursuivi par des gendarmes et les gardiens Lyandi et Hugues, est venu se réfugier dans la cour de la ferme Saint-Lazare, après avoir parcouru plusieurs rues adjancentes.

Le nommé Eugène, garçon de bains, mordu à la jambe gauche par le chien, a été conduit dans une pharmacie voisine, où sa morsure a été cautérisée par un médecin. Le chien a été abattu par le gardien Lyandi.

Un chien de chasse, atteint de la rage, parcourait le carrefour de la Porte-Jaune au bois de Vincennes. Un brave cantonnier, nommé Daniel, s'est mis à sa poursuite et l'a tué en se servant seulement du manche de son balai.

9 août.

Un autre chien, un chien de berger celui-là, était depuis trois jours la terreur du quartier de Bercy. Les garçons de l'Entrepôt l'ont pourchassé et acculé dans une cave, où ils l'ont abattu.

14 octobre.

Une femme du nom de Malher avait été mordue au mois d'août dernier par un chat atteint de rage. Immédiatement soignée, on la croyait à l'abri des suites de cet accident; mais tout d'un coup, mardi matin, ses yeux s'injectèrent de sang, sa figure devint livide, ses traits se contractèrent, et par un mouvement précipité elle saisit, en jetant un cri semblable au miaulement d'un chat, le bras d'une voisine avec qui elle causait, et fit mine de mordre.

La voisine se sauva dans la rue, où elle fut poursuivie par la pauvre femme, qui poussait des cris terrifiants.

Torturée par des douleurs cuisantes, Mme Malher se roula sur le sol, s'enlevant des lambeaux de chair et s'arrachant les cheveux. Deux courageux gardiens de la paix s'approchèrent d'elle, en prenant toutes les précautions nécessaires, l'enveloppèrent dans une couverture de laine, la mettant ainsi dans l'impossibilité de faire nn mouvement, et la transportèrent à l'hôpital Saint-Antoine, où elle ne tarda pas à rendre le dernier soupir.

4 décembre.

Un chien de grande taille, atteint d'hydrophobie, a traversé hier Genève en semant la terreur sur son passage. Il a mordu une vingtaine de chiens et a attaqué un homme qui n'a pu être délivré qu'après une lutte acharnée.

Des enfants, un employé de tramway et des chevaux ont été également mordus par ce dogue, qui a enfin été abattu à coups de révolver dans le quartier des Eaux-Vives.

26 décembre.

Un ouvrier, nommé Schmitt, employé dans une grande usine de Saint-Denis, s'était amusé, il y a deux semaines environ, avec un petit chien qui l'avait léché sur la figure. Ces derniers jours, Schmitt fut pris de violents maux de tête, puis tout-à-coup, mercredi, le délire s'empara du malade, et en moins de vingt-quatre heures il mourut en donnant tous les signes de l'hydrophobie.

M. le docteur Le Roy des Barres et M. Dujardin-Baumetz, de la faculté de médecine n'ont pas quitté son chevet et ont été impuissants devant le mal.

Vendredi, les docteurs, auxquels s'étaient joints M. Pasteur, de l'Institut, et M. Manille, ont fait l'autopsie du corps.

On a recueilli avec soin la salive que le malade a rendue en abondance, et des expériences de tout genre vont être

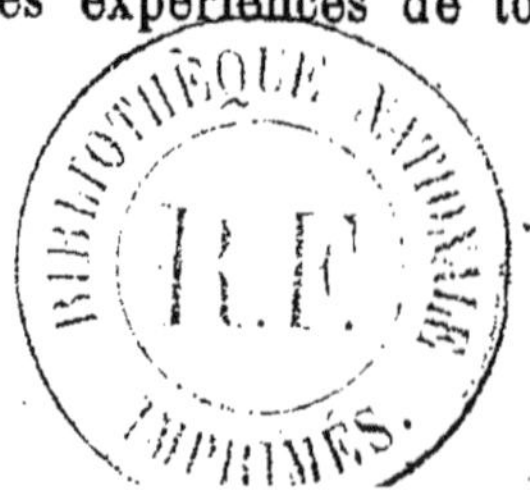

faites sur des animaux. La science va essayer de trouver les moyens de combattre cette maladie terrible de la rage.

Il y a cela d'étonnant dans ce cas tout spécial, c'est que Schmitt n'a pas été mordu par le chien. Ses obsèques ont eu lieu hier à Saint-Denis.

Année 1881.

15 janvier. (Journal de l'Oise).

Les époux Auguste Paradis, demeurant à Beauvais, impasse Saint-Germer, avaient la mauvaise habitude de laisser coucher leur chien sous leur lit. Il y a environ deux mois, cet animal devint malade et mordit Mme Paradis à l'épaule. On le conserva néanmoins pendant quelques jours encore ; mais M. Paradis, soupçonnant que son chien pouvait être atteint d'hydrophobie, finit par s'en défaire ; il le pendit.

La semaine dernière, Mme Paradis ressentit un malaise dont elle ne se rendit pas compte tout d'abord ; mais elle ne tarda pas à présenter tous les symptômes de cette terrible affection que la médecine n'est pas encore parvenue à guérir : la rage.

Peu de temps après, elle succombait au milieu des douleurs les plus atroces.

Quand donc parviendra-t-on à faire comprendre aux propriétaires de chiens que la première précaution que l'on droit prendre, dès qu'on voit ces animaux malades, c'est de les enfermer ou de les tenir à l'attache et d'aller chercher le vétérinaire, si l'on ne veut pas se décider à les faire abattre immédiatement.

15 février 1881. (Journal de l'Oise).

Le village de Gravelle, près Joinville-le-Pont, vient d'être le théâtre d'un drame affreux. Il y a trois jours, un énorme terre-neuve, présentant tous les symptômes de la rage, parcourait vers midi la route qui conduit de Joinville à Gravelle, mordant tous les chiens qu'il rencontrait sur son passage.

Arrivé sur la place de Gravelle, il s'élança sur un groupe d'enfants qui sortaient de l'école. Ceux-ci s'enfuirent épouvantés. Un seul, le jeune Dumaine, âgé de neuf ans, fut atteint par la bête furieuse, qui, après l'avoir renversé, lui fit à la figure d'horribles morsures et sembla vouloir le dévorer.

L'enfant poussait des cris affreux qui furent entendus par M. Gaudat, restaurateur, qui, n'écoutant que son courage, s'arma d'un fusil, et à coups de crosse fit lâcher prise à l'animal, après lui avoir logé dans le corps deux balles qui l'abattirent.

On se porta au secours de l'enfant, qui était dans un état affreux. On cautérisa ses blessures ; mais elles sont si nombreuses et si profondes, que son état est presque désespéré.

28 février 1881.

Notre distingué confrère de Paris, M. Houssin, a donné la communication suivante, au *Petit Journal* :

On vient d'enterrer à Paris-Montmartre, une petite fille de cinq ans, morte de la rage, qui avait été mordue au nez, le 27 janvier dernier, par un petit chien avec lequel elle avait l'habitude de jouer.

A cette occasion, dit M. Houssin, il est utile d'informer le public que :

1° La rage, chez le chien, peut naître spontanément à la

suite d'une grande excitation ; mais qu'une fois née elle devient contagieuse pour toutes les espèces animales et aussi pour l'espèce humaine ;

2° Que la rage apparaît chez les chiens dans toutes les saisons, et principalement dans l'hiver, aux mois de janvier et février;

3° Que les accidents de rage, dans l'espèce humaine, sont presque toujours la conséquence de l'ignorance ou de l'imprudence du propriétaire du chien ;

4° Qu'il leur faut considérer comme suspect de rage tout chien qui est triste ou refuse sa nourriture ;

5° Qu'il faut attacher solidement ou enfermer dans un lieu sûr tout chien qui paraît malade, et ne lui faire prendre de force aucun médicament avant de s'être assuré de la nature de son mal.

CHAPITRE III.

Conclusions à tirer de ces faits divers de la rage.

Puisqu'aussi bien nous venons d'inscrire l'opinion de notre collègue, M. Houssin, au sujet de la rage spontanée, nous dirons ici que nous partageons entièrement cette opinion; mais, comme nous l'avons déjà écrit en 1870, c'est surtout l'*excitatian génésique non assouvie* que nous admettons, avec MM. Leblanc père et fils, comme cause principale de la *rage spontanée* du chien et du loup.

A ce sujet, il n'est pas moins à propos de faire remarquer, comme vient de le dire M. Houssin : « que si la rage apparaît principalement aux mois de janvier et de février, c'est qu'à notre avis, et sur certains animaux des races canine et féline, c'est aussi le moment où les fureurs génésiques commencent à apporter du *tumulte dans les sens*, pour me servir de l'heureuse expression du docteur Alibert *(Physiologie des Passions)*.

M. Houssin a aussi exprimé une pure vérité, quand il dit « que, les accidents de rage, dans l'espèce humaine, sont presque toujours la conséquence ou de l'ignorance ou de l'imprudence du propriétaire du chien. » En cela nous partageons pleinement son avis : les preuves n'en sont malheureusement que trop nombreuses. C'est, neuf fois sur dix, que nous voyons ces conséquences dangereuses.

Le but que justement nous poursuivons dans ce travail, c'est de mettre au jour tous ces faits d'imprudence et d'ignorance que nous avons relevés à dessein pour arriver à l'extinction de la rage. Et pour ne plus les voir se renouveler, nous avons voulu exposer ici toutes les connaissances ayant rapport à cette terrible maladie.

Une remarque est frappante dans tous ces faits divers de la rage que je viens d'énumérer : c'est que les enfants de trois à neuf et même douze ans sont le point de mire des chiens en proie à la rage furieuse. La statistique des faits le prouve. Presque tous les enfants, comme nous l'avons vu, sont tous mordus à la figure, aux mains, aux bras et aux jambes.

Cet acharnement du chien enragé contre tous ces pauvres petits êtres ne peut s'expliquer que par leur faiblesse relative pour se défendre, et aussi par l'exiguïté de leur taille, qui se trouve à la portée des coups de dents de la bête furieuse. C'est presque toujours au moment de la sortie de l'école, au moment donc où les enfants se livrent à leurs joyeux ébats qu'ils se trouvent surpris à l'improviste par les chiens pris d'accès de rage.

Un autre enseignement à tirer de cette statistique des faits, c'est que les femmes aussi — quelques-unes en raison de leur taille peu élevée sans doute — sont plus souvent exposées aux attaques des chiens enragés que les hommes.

Notons aussi que quelques femmes sont mortes victimes de leur imprudence en recueillant des animaux malades, tels que chats et chiens, sur la voie publique.

En examinant les faits de chaque année, on peut en tirer les conclusions suivantes :

C'est ainsi qu'en 1879 nous observons dix cas de rage, parmi lesquels :

1° Cinq enfants dont quatre jeunes garçons et une fillette ;

2° Trois femmes, dont l'une mordue par un chien et deux autres par des chats ;

3° Deux hommes ont aussi été mordus par des chiens enragés : l'un est le malheureux sous-officier du 12e d'artillerie, mort victime du devoir en étranglant un chien enragé ; le deuxième est l'ouvrier qui avait été mordu à Saint-Ouen et est mort à l'hôpital Beaujon.

En 1880, sur neuf cas de rage recueillis tant dans le *Petit Journal* que dans le *Journal de l'Oise*, nous remarquons :

1° Que deux chiens pris l'un et l'autre d'accès de rage épient le moment où les enfants jouent devant l'école pour se jeter sur l'un d'eux ;

2° Une petite fille de vingt-trois mois est mordue aux abords du bois de Vincennes ;

3° Une femme a sa robe arrachée par son chien enragé ;

4° Enfin, la femme Malher, mordue par un chat enragé est morte des suites de ses blessures.

Les cinq autres cas de rage ont eu lieu sur des hommes.

En 1881, en janvier, une femme, habitant Beauvais, meurt victime de son imprudence.

En février 1881, un chien enragé s'élance sur un groupe d'enfants sortant de l'école de Gravelle et s'acharne sur un seul auquel il fait d'horribles blessures. Dans ce même mois de février, une petite fille de cinq ans, ayant été mordue au nez par un chien enragé, mourut aussi dans les tortures de la rage.

Ainsi, pour me résumer :

Sur les trente cas de rage que je viens de rapporter ici pour une période de trente-deux mois, il y a eu *onze cas* de morsures de chiens enragés sur des enfants âgés de deux à treize ans.

Sur *dix femmes* qui ont été mordues, cinq sont mortes de la rage.

Parmi les neuf hommes mordus, trois sont morts de la rage.

Ce chiffre de vingt-deux pour les enfants et les femmes tend à nous démontrer que ces deux catégories de personnes payent le plus fort tribut à la maladie de la rage pour les raisons que j'ai exposées plus haut.

La médecine vétérinaire comme la médecine humaine offre aussi de tristes exemples des victimes du devoir. Les vétérinaires peuvent donc aussi être mordus par les chiens qu'on leur présente avec la meilleure foi du monde, comme ayant un os arrêté dans le gosier et qui sont bel et bien affectés de la rage : il y a quelques années, l'un de nos confrères de Lons-le-Saulnier, M. Nicolin, fut mordu par une petite chienne en essayant de lui ouvrir la gueule pour examiner la gorge qu'il croyait atteinte d'une inflammation. La chienne était affectée de la rage et M. Nicolin succomba aux suites de cette effrayante maladie qu'elle lui avait transmise.

Je citerai également un autre confrère, M. Moreau, vétérinaire à La Capelle (Aisne), qui mourut à la suite d'une morsure que lui infligea un chien enragé amené à sa visite en 1877.

Enfin mourait à Paris au mois d'octobre dernier, M. Bourrel, neveu, victime du devoir à la suite d'une inoculation rabique que lui fit un chien enragé au moment où il le visitait.

La proposition Farcy. — Son application sera utile pour les personnes victimes de leur dévouement dans les cas de rage.

Puisqu'il en est à propos ici et que nous venons d'entretenir le lecteur d'actes de dévouement, nous ne pouvons qu'applaudir à la pensée généreuse de M. le député Farcy, qui a voulu que ceux qui exposeraient leur vie pour sauver leurs semblables fussent dignement récompensés. Quels nobles et beaux exemples en effet que ceux que j'ai cités plus haut au sujet de la sœur Simplice et de ce courageux artilleur, qui tous deux meurent victimes du devoir ! N'est-ce pas dans des cas semblables où la loi votée d'hier, devra recevoir, nous le pensons bien, son utile application.

Aussi nous nous empressons de dire que la proposition de M. Farcy a reçu un accueil très-favorable à la Chambre, et que l'urgence en a été votée presque par acclamation. Et ce sera justice.

Voici le texte de la proposition de M. Farcy qui a été votée à la Chambre des députés dans la séance du 10 mars :

« Tout citoyen Français mort en concourant au sauvetage « dans un incendie, tout médecin mort en soignant dans les « hôpitaux une maladie épidémique, *toute personne morte « en essayant de sauver la vie d'un de ses semblables,* sera « considérée comme morte au champ d'honneur et laissera à « sa veuve ou à ses enfants une pension égale à celle du sol- « dat mort sur le champ de bataille. »

C'est là une idée humanitaire à laquelle beaucoup pouvaient penser, mais comme le dit le proverbe latin :

Quod erat demonstrandum, c'est ce qu'il fallait démontrer, et tous les philanthropes remercieront M. Farcy d'avoir fait cette proposition en temps opportun.

CHAPITRE IV.

Rage du chien. — Symptômes.

Le chien étant le principal propagateur de la rage, on ne saurait trop vulgariser les moyens de reconnaître cette terrible maladie sur cet animal. Nous ne pouvions mieux faire en cette circonstance que de reproduire textuellement ici l'instruction rédigée par M. H. Bouley, membre de l'Institut.

Nous ferons suivre cette instruction de la connaissance d'un symptôme que nous considérons comme ayant une signification importante pour avertir de la présence d'un chien enragé dans quelqu'endroit qu'il se trouve : c'est ce symptôme que l'on connaît sous le nom de *hurlement de la rage* et qu'il s'agit d'avoir entendu une fois pour ne pas l'oublier.

Doit être considéré comme suspect :

« 1° Tout chien connu qui, contrairement à son caractère « et à ses habitudes, est devenu agressif et mord, sans motif « qui explique cette action, les personnes qu'il trouve à la portée de ses dents.

« Dans ce cas, le chien doit être considéré comme d'autant « plus suspect que les personnes qu'il a mordues lui étaient « familières ;

« 2° Tout chien qui, dans l'intérieur des maisons, s'attaque « aux personnes étrangères sans y être excité soit par son « rôle de gardien, soit par une agression volontaire ou invo- « lontaire ;

« 3° Tout chien divaguant qui, sans aucune excitation,

« s'attaque aux personnes qu'il rencontre sur son passage, « dans les rues, sur les routes, dans les campagnes ;

« 4° Tout chien inconnu, trouvé errant, qui devient tout « à coup agressif pour les personnes qui l'ont accueilli dans « leur demeure.

« Au début de la rage, le chien change d'humeur ; il de- « vient triste, sombre et taciturne, recherche la solitude et « se retire dans les recoins les plus obscurs. Mais il ne peut « rester longtemps en place : il est inquiet et agité, va et « vient, se couche et se relève, rôde, flaire, cherche, gratte « avec ses pattes de devant. Ses mouvements, ses attitudes « et ses gestes semblent indiquer que par moments il voit « des fantômes, car il mord dans l'air, s'élance et hurle « comme s'il s'attaquait à des ennemis réels.

« Son regard est changé ; il exprime une tristesse sombre « et quelque chose de farouche.

« Mais, dans cet état, le chien n'est encore nullement « agressif à l'homme, son caractère est ce qu'il était avant. « Il se montre docile et soumis pour son maître, à la voix « duquel il obéit, en donnant quelques signes de gaieté qui « ramènent un instant sa physionomie à son expression « habituelle.

« Le chien enragé n'a pas horreur de l'eau : au contraire, « il en est avide. Tant qu'il peut boire, il satisfait sa soif tou- « jours ardente et quand le spasme de son gosier l'empêche « de déglutir (avaler), il plonge le museau tout entier dans « le vase, et il mord pour ainsi dire le liquide qu'il ne peut « plus avaler.

« Le chien enragé n'est donc pas hydrophobe.

« L'hydrophobie n'est pas un signe de la rage du chien.

« Le chien enragé ne refuse pas sa nourriture dans la « première période de sa maladie ; souvent même il la « mange avec plus de voracité que d'habitude.

« Lorsque le besoin de mordre, qui est un des caractères « essentiels de la rage à une certaine période de son déve-

« loppement, commence à se manifester, l'animal le satisfait « d'abord sur des corps inertes ; il ronge le bois des portes « et des meubles, déchire les étoffes, les tapis, les chaus- « sures, broie sous ses dents la paille, le foin, les crins, la « laine, mange la terre, la fiente des animaux et la sienne « même, (etc.), et accumule dans son estomac des débris de « tous les corps sur lesquels ses dents ont porté.

« L'abondance de la bave n'est pas un signe constant de la « rage chez le chien. Tantôt la gueule est humide et tantôt « elle est sèche. Avant la période des accès, la sécrétion de « la salive est normale ; elle s'exagère pendant cette période « et se tarit à la fin de la maladie.

« Le chien enragé exprime souvent la sensation doulou- « reuse que lui fait éprouver le spasme (convulsion) de son « gosier, en faisant avec ses pattes de devant, de chaque « côté des joues, les gestes propres au chien dans la gorge « duquel un os est arrêté.

« La voix du chien enragé change toujours de timbre, et « toujours son aboiement s'exécute suivant un mode com- « plètement différent de son mode habituel.

« Il est rauque, voilé et se transforme en un hurlement « saccadé. La sensibilité est très émoussée dans le chien « enragé. Quand on le frappe, qu'on le brûle ou qu'on le « blesse, il ne fait entendre ni les plaintes ni les cris par « lesquels les animaux de son espèce expriment leurs souf- « frances ou même simplement leurs craintes.

« Il y a des cas où le chien enragé se fait à lui-même les « blessures profondes avec ses dents, et assouvit sa rage sur « son propre corps, sans chercher encore à nuire aux per- « sonnes qui lui sont familières.

« Le chien enragé est toujours très violemment impres- « sionné et irrité par la vue d'un animal de son espèce. Dès « qu'il se trouve en sa présence ou qu'il entend ses aboie- « ments, sa fureur rabique se manifeste si elle était encore « latente (cachée), se développe et s'exalte si elle était déjà

« déclarée, et il se lance vers lui pour le déchirer de ses « dents.

« La présence du chien produit la même impression sur « les animaux des autres espèces quand ils sont sous le coup « de la rage ; en sorte qu'il est vrai de dire que le chien fait « l'office d'un agent réactif à l'aide duquel on peut presque « toujours, avec une très grande sûreté, déceler la rage « encore cachée dans un animal qui la couve.

« Le chien enragé fuit souvent le toit domestique au mo- « ment où, par les progrès de sa maladie, les instincts féroces « se développent en lui et commencent à dominer ; et, après « un, deux ou trois jours de périgrinations pendant lesquels « il a cherché à satisfaire sa rage sur tous les êtres vivants « qu'il a pu rencontrer ; il revient souvent mourir chez ses « maîtres.

« Lorsque la rage est arrivée à sa période furieuse, elle se « caractérise par l'expression de férocité qu'elle donne à la « physionomie de l'animal qui en est atteint, et par des envies « de mordre qu'il assouvit toutes les fois que l'occasion s'en « présente ; mais c'est toujours contre son semblable qu'il « dirige ses attaques, de préférence à tout autre animal.

« Les fureurs rabiques se manifestent par des accès dans « les intervalles desquels l'animal épuisé tombe dans un état « relatif de calme qui peut faire illusion sur la nature de sa « maladie.

« Lorsque le chien enragé est épuisé par ses fureurs et par « ses luttes, il marche devant lui d'une allure vacillante, « très reconnaissable à sa queue pendante, à sa tête inclinée « vers le sol, à ses yeux égarés et sa gueule béante d'où s'é- « chappe une langue bleuâtre et souillée de poussière. Dans « cet état, il n'a plus de grandes tendances agressives, mais « il mord encore tous ceux, hommes ou bêtes, qui se trouvent « ou qui vont se mettre à la portée de ses dents. »

C'est une description très lucide des symptômes de la rage du chien.

Je veux cependant appeler l'attention de ceux qui me liront sur un symptôme que je considère comme très important pour faire découvrir la présence d'un chien où il se trouve, symptôme dont je vais parler dans le chapitre suivant.

CHAPITRE V.

Le hurlement de la rage.

C'est par ce nom vulgaire que l'on désigne l'aboiement *rauque* et *voilé* dont il a été question plus haut. C'est une modification particulière survenue dans le timbre de la voix du chien enragé. Cet aboiement se fait en quatre intonations distinctes et prolongées. « Il est tellement significatif, qu'il suffit, dit M. H. Bouley (1), aux hommes qui ont l'habitude de soigner les chiens pour le reconnaître au milieu des bruits discordants d'une meute aux abois. »

Puisqu'il en est à propos, je dirai qu'en 1847, au moment où j'étais élève à l'Ecole d'Alfort, mes oreilles furent tout-à-coup mises en éveil en entendant cet aboiement particulier qui provenait de l'intérieur d'un chantier de bois situé à Charenton. C'était par un dimanche de février, la cloche de l'école venait de faire entendre son carillon habituel pour la rentrée du soir.

Le moment devenait plus pressant encore. Je me trouvais avec mon camarade et ami Rouyer, ancien vétérinaire à Senlis, qui partageait entièrement mon avis. De suite nous

(1) *Recueil de Médecine vétérinaire* (Mars 1847).

sonnons à la porte. Une dame, c'était la maîtresse de la maison, se présente, et sur le motif que nous donnons de notre visite nocturne, elle nous fait conduire, à la lueur d'une lanterne à l'extrémité du chantier. Là se trouvait un énorme Cerbère qui déchaîné cinq minutes plus tard, nous eût fait un mauvais parti assurément. Mais sur notre insinuation que ce chien était enragé, on le maintint à la chaîne jusqu'au lendemain matin en attendant l'arrivée de notre habile professeur de clinique, M. H. Bouley. L'adage du *magister dixit* ne fut que trop vrai en cette circonstance : ce chien était réellement enragé.

Du reste ce fait a été rapporté par M. H. Bouley dans le *Recueil de Médecine vétérinaire* 1847, N° Mars.

Voici un autre fait plus récent encore sur le hurlement de la rage, lequel j'emprunte à la chronique du Recueil (15 décembre 1877), rapporté par M. H. Bouley :

« Dans un très-grand nombre de cas, on le sait, les « accidents rabiques pourraient être facilement évités, si les « propriétaires des chiens qui contractent la rage dans « l'intérieur des maisons, et au milieu de leurs habitants, « savaient se rendre compte de la signification des premiers « symptômes par lesquels cette maladie se traduit. Tout « dernièrement encore, l'un de mes confrères de Paris me « rapportait que, dans sa clientèle, une jeune femme et sa « domestique venaient d'être mordues par un chien familier, « encore inoffensif contre elles, parce qu'elles avaient voulu « l'empêcher *de mordre les tapis et le bas des meubles*. Ce « chien était si peu agressif contre les personnes que, même « après avoir fait ses morsures sous l'influence de la contra- « riété qu'il avait éprouvée, il se laissa prendre par sa « maîtresse et conduire, porté dans ses bras, sans manifester « aucune propension à la mordre de nouveau, chez le vété- « rinaire qui reconnut immédiatement la nature de sa « maladie au hurlement si caractéristique qu'il fit entendre. « Ce hurlement, la maîtresse de ce chien, l'avait-elle-même

« entendu plusieurs fois, sans qu'il eût fait naître dans son « esprit aucun soupçon. Que le sens de ce cris eût été compris, « ainsi que la signification des mordillages de ce chien, qui « ne s'en prenait encore qu'aux corps inertes, comme il arrive « presque toujours à la période initiale de la maladie, et les « morsures eussent été épargnées aux personnes qui sont « actuellement sous le coup de leurs conséquences. »

Ces deux exemples rapportés par un savant aussi autorisé que l'est M. H. Bouley, démontrent tout l'intérêt qu'ont les possesseurs de chiens à connaître les principaux symptômes de la rage. En cela je ne fais que continuer les utiles enseignements qu'a préconisés mon affectionné maître et ami M. H. Bouley, qui dit *(loco citato)* que : « l'enseignement « au sujet de la rage est de ceux qui pour rester profitables, « demandent à être incessamment répétés. »

A propos des os que l'on pourrait croire arrêtés dans le gosier.

Une autre observation que je tiens encore à faire ici à propos d'un autre symptôme énoncé plus haut, c'est d'observer une très-grande prudence poussée jusqu'à la défiance même, quand on va pour porter secours à un chien qui *fait le simulacre de se débarrasser d'un os* que l'on pourrait croire arrêté dans le gosier. Bien souvent l'os avalé n'est qu'imaginaire, et vouloir le chercher, c'est s'exposer à une morsure certaine d'où peut naître l'inoculation de la rage avec ses conséquences affreuses. Il faut donc se garder de toute manœuvre imprudente à cet égard.

CHAPITRE VI.

Rage du chat.

Un autre animal plus redoutable encore que le chien dans ses accès de rage c'est le chat au sujet duquel j'ai rapporté plusieurs cas de rage sur le journal la *Santé publique* (15 octobre 1876). C'est cette description de la rage du chat que je vais rapporter ici :

Les chats enragés.

Danger d'enlever leurs petits aux chattes et aux chiennes nourrices.

Les faits de rage rapportés par les journaux comme ayant été occasionnés par des chats, ont été, dans cette saison d'été, plus nombreux à Paris que de coutume, et ont eu lieu notamment sur des femmes et des enfants. Ce n'est pas, croyons-nous, que le chat pris de rage choisisse ses victimes, mais on sait que c'est un habitué de la cuisine où se tiennent ordinairement les femmes et les enfants, dans les ménages ouvriers surtout.

Ce qui fait aussi que l'on ne se tient pas en garde contre les dangers prochains de la rage du chat, c'est que, chez lui, il n'y a pas comme chez le chien, de symptômes *prémonitoires*, tels que le changement dans le timbre de la voix; il n'y a pas non plus chez le chat de ces changements subits dans ses habitudes de vivre, lesquels puissent avertir à l'avance que la rage va éclater.

Quand donc éclate un accès de rage sur le chat, ses instincts féroces surexcités par la fièvre du mal se réveillent tout à coup : ce n'est plus le maître Raton de la fable, mais, semblable à un petit tigre, il débusque à l'improviste de derrière un meuble quelconque où il se trouvait blotti, arrive sur la personne qu'il a visée, la mord avec fureur, revient à la charge quand il est repoussé et ne quitte jamais qu'après avoir reçu le coup de la mort.

A l'appui de ce que j'avance ici, un fait extrait de la *Gazette des hôpitaux* nous montre un cruel exemple de cette férocité :

« Le dernier hydrophobe auprès duquel j'ai été appelé, dit
« M. le docteur Allevin, est mort à Duisy (Seine-et-Marne),
« il y a trois ans. Cet homme âgé de quarante ans environ,
« ancien carabinier, fut mordu au pouce par son chat, et ne
« put lui faire lâcher prise qu'en l'étouffant. Deux mois après
« cette personne mourut. »

Quoique l'accident que je vais rapporter n'ait pas eu les mêmes suites fâcheuses, il est encore une preuve de la férocité du chat enragé et, à un autre point de vue, ce sera un fait à ajouter à ceux que possède déjà la science au sujet des accidents de rage arrivés à des *chattes et à des chiennes nourrices* par la fait de l'*enlèvement brusque des petits qu'elles allaitaient.*

Le 29 juin 1875, un rentier de ma localité me faisait demander pour faire l'autopsie de sa chatte qu'il venait de tuer, la soupçonnant enragée. Ses petits lui avaient été enlevés quelques jours auparavant. Cette petite bête, d'un naturel tranquille habituellement, venait de se jeter avec acharnement sur la servante qui venait de l'étable vers la maison, portant un seau de lait. C'est au moment où cette femme traversait la prairie qu'elle se sentit mordre à la jambe droite par la chatte qui venait de débusquer de derrière un fourré de grandes herbes.

De cette attaque, résulta une morsure qui avait été faite à travers le bas, puis deux égratignures se voyaient également au-dessus de la malléole interne. Immédiatement cette femme courut chez le pharmacien qui toucha toutes les les blessures avec une solution d'ammoniaque. Sur l'observation que je lui fis sur l'insuffisance de ce traitement, elle accepta de se laisser cautériser par moi, avec un fer chaud.

A l'autopsie de cette chatte, je trouvai dans l'estomac, un petit amas d'herbe trainasse dans lequel étaient entortillés des poils de chat et des brindilles d'épines avec leurs piquants. La muqueuse de ce viscère était vivement injectée. La présence de ces coprs étrangers me démontra que cette chatte était affectée de la rage. Au dire du maître et de ses domestiques, cette chatte n'avait pas été mordue, et, à ma connaissance, aucun chien enragé n'a été vu dans le pays depuis deux ans.

Ce fait, dont je viens de donner l'historique, tendrait à fortifier l'opinion que j'ai déjà émise sur la *rage spontanée* résultant du trouble fonctionnel apporté à l'instinct de la maternité. Cette opinion qui était celle de l'honorable Leblanc père, j'ai eu déjà l'occasion de la rappeler dans mon article du *Recueil vétérinaire* (septembre 1870), en invoquant à l'appui le fait publié par M. Tardieu dans un de ses rapports au Comité d'hygiène. Depuis cette époque, nous avons encore à citer un autre fait que publia le docteur Allevin, à savoir : « que sur une chienne de chasse qui mit bas « pendant les grandes chaleurs et dont on détruisit de suite les « petits, les symptômes décrits par M. Thierry se dévelop- « pèrent chez cette chienne, qui s'échappa de la maison et « mordit plusieurs chiens et plusieurs personnes, entre « autres, un homme de trente-six ans, qui mourut des suites « de sa morsure. (1) »

Voilà donc trois preuves indéniables du danger qu'il y a d'enlever trop brusquement leurs petits, aux chattes et aux chiennes nourrices, danger des plus grands je dirai, puisque, dans les trois cas, cet enlèvement a eu pour conséquence le

(1) *Gazette des hôpitaux*, note du 12 mars 1874.

développement de la rage, et que, dans deux cas, deux personnes moururent des suites de leurs blessures.

D'autres cas de rage moins concluants que ceux dont je viens de parler, parce qu'ils appartiennent à la rage mue, ont été observés également sur des chiennes nourrices auxquelles on avait enlevé leurs petits : nos confrères, M. M. E. Thierry et Laurent en ont adressé des faits séparés au rédacteur en chef du *Recueil de médecine vétérinaire*, M. H. Bouley qui les a publiés à tour de rôle en mars et octobre 1874, dans les chroniques mensuelles de ce journal.

Il résulte pour nous de tous ces faits, en y ajoutant les trois cas de morts survenus en 1879 et 1880 :

1° Que la rage chez le chat a un caractère plus insidieux que chez le chien, attendu qu'il n'existe aucun prodrome qui avertisse de son début.

2° Les morsures du chat enragé sont plus redoutables et plus souvent virulentes que celles du chien, à raison de sa férocité qui le porte à se jeter au visage et sur les mains.

3° Dans les trois cas de rage signalés ici sur des chattes nourrices, trois fois nous voyons apparaître les symptômes rabiques peu de temps après l'enlèvement de leurs petits, et, deux fois, les personnes qui furent mordues moururent victimes de la contagion.

4° Bien que dans les deux cas de rage atténuée, il n'y ait pas eu d'accidents d'inoculation, ces cas n'en restent pas moins acquis à la même cause en raison des circonstances analogues dans lesquelles ils se sont produits.

5° Sur les neuf faits de rages dont j'ai parlé ici (1), trois prouvent donc évidemment que, sur les chattes et les chiennes nourrices, la privation de l'amour maternel en ce qu'il a de plus tendre, a pu chaque fois fait développer la rage dont la contagion a amené la mort de deux personnes, et que quatre autres personnes, dont trois femmes, sont également mortes

(1) Y compris ceux de 1879 et 80.

de la rage occasionnée par des chats recueillis sur la voie publique.

Maintenant reste un enseignement à tirer de tous ces faits : c'est, comme l'a déjà exposé judicieusement notre zélé collègue, M. E. Thierry, dans la *Gazette des Hôpitaux* (16 mai 1867), « de ne jamais enlever immédiatement après le part tous les petits d'une portée de chienne ou d'une portée de chatte, en conserver au moins un ou deux jusqu'au moment du sevrage. » C'est une utile précaution que nous recommandons aux personnes qui possèdent des chattes nourrices, surtout en prévision des dangers qui peuvent résulter de l'enlèvement de leurs petits, comme nous le témoignent les quelques faits de rage que je viens de citer ici.

Une autre recommandation que l'on ne saurait se lasser de rappeler quand on parle des moyens préventifs de la rage : c'est en cas de morsures infligées par des chats ou des chiens enragés, de ne pas hésiter à cautériser la blessure immédiatement avec le fer rouge et non avec la solution d'ammoniaque ou autres préparations caustiques dont l'effet est moins certain que le feu.

CHAPITRE VII.

Rage du loup.

Les symptômes de la rage du loup sont les mêmes que ceux de la rage du chien, tout au moins par les accès de fureur qui sont plus cruels que ceux du chien, à la famille duquel il appartient dans l'ordre zoologique.

D'après le dernier rapport que notre laborieux confrère, M. Tanguy, de Landernau, a adressé au préfet du Finistère en 1880, les loups enragés seraient communs dans quelques contrées de la Bretagne. Les causes de la rage du loup ne sont pas plus connues que celles du chien.

Dire que : *Les loups du bois ne se mangent pas les uns les autres*, est un vieux proverbe qui est trop vrai pour être contesté, mais assurément *ils doivent se mordre*, pour qu'il y ait contagion de la rage, ou alors il faut admettre avec nous que cette maladie naît *spontanément* chez ces carnassiers. Cette opinion, que je partage en compagnie de nos savants confrères, MM. Leblanc père et fils, membres de l'Académie de médecine, j'ai déjà eu occasion de l'exprimer en 1874 sur le *Recueil vétérinaire*, à savoir que : la rage du loup, quoique plus rare que celle du chien, doit reconnaître les mêmes causes prédisposantes et déterminantes. C'est cette même vie de privations que sur le chien, pendant les six à huit jours que durent les *fureurs génésiques* ; qu'à notre idée, il y a cause suffisante pour déterminer ce *tumulte des sens* qui à certains moment doit réagir péniblement sur le système nerveux de la bête féroce, et peut déterminer ces cas de *rage spontanée* qui ont jeté la terreur dans nos campagnes à certaines époques.

C'est une erreur accréditée depuis longtemps que celle qui consiste à dire que la faim, la soif, la chaleur de la canicule, peuvent engendrer la rage spontanée ; nous ne le croyons point, pas plus qu'aux crapauds qui donneraient la propriété virulente à la bave du loup ; du reste toutes les expériences tentées depuis longtemps à ce sujet sur le chien ont été infructueuses.

Quoique la faim ne donne pas la rage, nous tenons pour vrai ce vieux dicton : *que la faim fait sortir le loup hors du bois*. Depuis le petit Chaperon rouge jusqu'à la bête du Gévaudan (1) il n'est pas d'histoire qui ne vienne prouver la

(1) On désigna de ce nom un loup énorme qui, pendant quinze mois désola l'ancienne contrée du Gévaudan (Lozère). Ce n'est qu'après plusieurs chasses générales, commandées par Louis XV, que l'on parvint à s'en débarasser.

gloutonnerie sauvage du loup, à ce point, dit un vieil auteur, Gaston Phœbus, que la chair de l'homme lui paraît si savoureuse, qu'il laisse volontiers les moutons pour manger le pasteur.

Tous ces faits ne serviraient qu'à prouver le naturel carnassier du loup, qu'une faim excessive force à des cruautés, dans les moments de neige surtout.

Relativement, les cas de rage doivent plus être rares sur le loup que sur le chien, mais, par contre, plus sanguinaires sur celui-là que sur celui-ci, et probablement qu'ils sont dus à d'autres causes que la faim.

CHAPITRE VIII.

Les Remèdes contre la rage.

Il n'est peut-être pas de maladie qui ait fait surgir autant de remèdes et aussi autant de recettes superstitieuses que la rage. Quelques-uns de ces remèdes sont restés comme les *secrets* de certaines familles et sont devenus une industrie lucrative entre les mains de ceux qu'on appelle complaisamment les *guérisseurs de la rage*, et qui sont des individus illettrés pour la plupart. Qu'importe l'enseigne? Habiles exploiteurs de la crédulité publique, on court chez eux comme on courait autrefois aux oracles de la fameuse Sybille de Cumes. Si, comme on l'a prétendu, le cerveau a besoin d'être remis des vives émotions que fait naître l'appréhension de la rage, chez l'individu qui a été mordu, convenons alors que toutes ces allées et venues chez le prétendu guérisseur de rage, pour y aller manger la fameuse omelette à la pimprenelle, sont tout simplement des promenades hygiéniques qui font une utile diversion à ces tortures de l'esprit dont est accablé le malheureux mordu.

A ce point de vue seulement, je leur dois une mention, mais je n'en préconise aucun, si ce n'est *la cautérisation* dont je parlerai tout à l'heure. Ces remèdes portent pour la plupart l'empreinte du plus grossier empirisme. Je vais en exposer ici une nomenclature rapide.

Pour mettre un peu d'ordre dans l'énumération de ces remèdes de la rage, je vais indiquer d'abord ceux qui ont été préconisés pour le pansement des morsures et ensuite ceux que l'on a conseillé à l'intérieur.

REMÈDES EXTERNES POUR LES PERSONNES MORDUUS.

Presque tous les auteurs recommandent d'abord comme premier soin, de laver les blessures avec précaution et d'appliquer les remèdes qui vont suivre et que je laisse au choix de chacun.

D'après l'abbé Rozier (1) *l'alcali* a eu des partisans célèbres pour l'emploi, tant à l'extérieur, qu'à l'intérieur. Christ Nugent (1754), Dalrue (1755), Ant. Lecamus, de Mathis (1760), de Vandermonde (1779), se sont servis de l'ammoniaque avec succès.

Dans la méthode recommandée par les Etats généraux du Bearn (1785), il faut :

1° Laver les plaies avec l'eau de la reine de Hongrie ;

2° Employer ensuite l'emplâtre suivant.

« Poudre de vipères, une pincée ; écailles d'huitres calci-
« nées et pulvérisées, une pincée. »

(1) Cours complet d'Agriculture (1789).

Thériaque, quantité suffisante pour faire un emplâtre que l'on applique sur la plaie.

Solleysel, dans son ouvrage intitulé le *Parfait Maréchal* (édition 1754 et 75), a indiqué un remède infaillible contre la rage :

Prenez : Rhue — sauge — marguerites sauvages, fleurs et feuilles de chaque, une pincée. Racines d'églantier ou rosier sauvage.

Racine de Scorsonère, hachez les racines menues et ajoutez : bulbes d'ail 5 ou 6, pilez le tout dans un mortier et y ajoutez une pincée de gros sel, de manière à faire un marc de tout cela. Prenez ce marc pour mettre sur la plaie, en forme de cataplasme.

Maintenant jetez encore de ce même marc, gros comme un œuf de poule, dans un verre de vin blanc et buvez-le.

Au bout de neuf jours, vous pourrez converser avec le monde, sans danger. Ce remède, a joui dans un temps, d'une très grande confiance dans le Dauphiné.

Nota : Ce remède préservatif peut être pris efficacement dans les quarante premiers jours de la morsure. C'est ce même remède qui a été présenté à l'Académie de médecine, en 1868 et autour duquel on a fait beaucoup de bruit.

Poudre contre la rage du docteur Buc'Hoz (1771). — Prenez reine des prés, polype de chêne, petite centaurée, absinthe, millepertuis, plantain, bétoine, armoise, mélisse dite piment, sauge, verveine, menthe, de chaque une partie, écailles d'huîtres calcinées, trois parties, faites sécher, réduisez en poudre et conservez dans un pot de terre vernissée, faites infuser dans un verre ordinaire, pour bassiner les plaies. Et donnez à boire à jeun, un gros de cette poudre infusée dans un verre de vin blanc.

Renouvelez ces plantes chaque année.

Le Beurre d'antimoine fut employé avec succès, de concert avec le feu, en 1874, par Sabatier, de l'Académie des Sciences, pour cautériser de nombreuses blessures faites à un jeune homme, par un chien enragé, comme nous le verrons plus bas.

L'*acide phénique* fut employé dans le même but, par Jutet, de Lyon (1863).

Le seul moyen efficace contre la morsure des chiens enragés est, sans contredit, la cautérisation des plaies au fer rouge. Cette cautérisation doit être faite le plus promptement et le plus complètement possible. On aura soin de faire chauffer le fer au *rouge blanc*, pour cautériser les plaies profondément, mais avec précaution : plus le fer est fortement chauffé, moins l'opération est douloureuse.

M. le professeur Galtier a présenté dernièrement à l'Académie de médecine, une nouvelle note sur les *expériences diverses* qu'il a entreprises sur la rage et où il dit : « On « a prétendu que le virus rabique était absorbé très- « lentement et que par conséquent les cautérisations tardives « pouvaient être efficaces ; mes expériences m'empêchent de « partager cet optimisme. L'absorption semble s'effectuer « promptement après les inoculations et probablement aussi « après les morsures ; en amputant l'oreille inoculée des « lapins d'expérience une heure, trois quarts d'heure, une « demi-heure après l'inoculation, on n'empêche pas l'éclo- « sion de la maladie. »

Pendant que le fer chauffe, ou en l'absence de caustique, il sera utile de comprimer au-dessus de la blessure, à l'aide d'un lien fortement serré, le membre mordu, en même temps que l'on cherchera, avec les doigts, à exprimer du dedans au dehors, les liquides contenus dans la plaie, on aidera cette expression par un lavage continu, ou avec un liquide quelconque.

Si la partie mordue est à la portée de la bouche, le blessé devra faire lui même la *succion*, et immédiatement rejeter la salive.

La succion n'offre d'ailleurs aucun danger, si la personne qui la pratique n'est affectée d'aucune écorchure, soit aux lèvres, soit dans la bouche.

Les bienfaits de la cautérisation ont été célébrés depuis longtemps : l'abbé Rozier rapporte dans son *cours complet* d'Agriculture, *médecine* rurale etc. (1789), que Sabatier, membre de l'Académie des Sciences avait lu à la séance publique de cette assemblée, le 13 juin 1784, un mémoire sur un très-grand nombre de morsures (au nombre de 25), et 50 égratignures faites à une même personne (un jeune homme de 22 ans), par un chien enragé; toutes furent incisées en étoile à plus ou moins de profondeur : les premières furent cautérisées avec le beurre d'antimoine, les secondes avec de grosses aiguilles rougies à la flamme d'une bougie. Le plus heureux succès couronna cette opération.

Sabatier avait permis au jeune homme, qui le désirait, quelques gouttes d'alcali volatil, mais ce ne fut que par complaisance que Sabatier se prêta à l'usage interne de ce remède, dont il avait déjà reconnu l'inutilité sur plusieurs personnes mordues par des chiens enragés, lesquelles avaient péri, bien qu'en ayant pris à de fortes doses.

Pour compléter le fait dont je parle ici qui est à l'avantage de la cautérisation, je n'oublierai pas de dire que quelques jours auparavant, un jardinier avait été mordu par le même chien enragé; il ne prenait aucune inquiétude sur son accident et mourut dans les souffrances horribles de la rage, cinquante-cinq jours après sa morsure.

Sabatier a encore rapporté plusieurs autres faits à l'appui de ce mode de traitement.

Immédiatement après la cautérisation, quelques auteurs recommandent l'application d'un vésicatoire pour faire suppurer la plaie : c'est un complément de précaution que l'on peut recommander aussi.

REMÈDES INTERNES POUR LES PERSONNES.

On a recommandé : l'eau de luce en boissons (d'Arluc), Neugans a guéri avec une combinaison de musc et de cinabre.

Pour engourdir la maladie, on a conseillé l'usage assidu de : Camphre, valériane et opium. On a donné comme des spécifiques, la *noix vomique* et *les amandes amères* ;

Et aussi la formule suivante : Prenez hépatique terrestre 1/2 once, poivre noir pulv., deux gros ; mêlez en quatre prises égales. Une prise tous les matins à jeun, dans un demi-setier de lait de vache. Remède spécifique et préservatif, conseillé par le docteur Méard et employé plus de mille fois dans l'espace de trente ans ; il n'a jamais manqué.

Le *Mouron rouge* (Anagallis flore punicea), fut très en vogue autrefois à l'école d'Alfort.

Les feuilles fraîches de *Belladone* ont été préconisées en infusion par Saunder et Munch (1781).

La potion suivante a été recommandée par les états généraux du Béarn :

Poudres de vipères et *d'écailles d'huitres* de chaque, une pincée.

A prendre dans un litre de vin blanc.

Les frictions *mercurielles* préconisées par Pierre Desault, et Sauvage (1748), puis par Moreau de Bellesourd, d'Aubry, Vicq-d'Azyr, Portal, Dezanneau, ont été rejetées par Sabatier, Delondre, Lalamotti.

Le *Chlore* a été employé par Cluzel, Brugnatelli.

Le *Cucumis abyssinica*. La racine pulvérisée passe en Abyssinie pour un remède spécifique de la rage même déclarée. Ce remède fut rapporté par M. Rochet d'Héricourt, et échoua, en 1849, entre les mains de notre regretté maître Eug. Renault.

Le *Lepidium iberis* (passe-rage ibéride), et la racine de plantin d'eau sont des remèdes vulgaires que l'on emploie dans nos campagnes.

Trente-quatre cas de guérison de la rage par l'*arsenic* ont été obtenus en Russie et en Pologne en 1861, par le docteur Arendt (1).

M. Jutet, de Lyon, a signalé l'acide phénique et ses isomères comme antirabiques. (Académie de Médecine, 19 mai 1863.)

Il y a encore le traitement radical de la rage par les alcaloïdes végétaux de M. G. Cuzent. (Pointe-à-Pitre, 1863.)

On a beaucoup parlé dans ces derniers temps de la méthode de M. le docteur Buisson, par les bains de vapeur. (La *Ferme*, juin 1865.)

En 1874, notre confrère, M. Bourrel oncle, vétérinaire distingué de la capitale, président de la Société de médecine vétérinaire pratique de la Seine, a préconisé dans son *Traité complet de la Rage* (Paris, 1874, Asselin, libraire-éditeur), le *moyen de se préserver de la rage par l'émoussement des dents*. Pour prouver l'efficacité de sa méthode, M. Bourrel a lui-même limé les dents de trois chiens enragés, et les a ensuite mis en contact avec six de ces animaux sains. Immédiatement les chiens enragés se sont jetés sur ces derniers, les ont mordus avec frénésie; pas un n'a eu la peau entamée. Il ne survint aucun cas de rage sur ces six chiens qui furent surveillés pendant six mois. M. Bourrel a poussé le dévouement plus loin : il n'a pas craint de livrer sa main gantée aux morsures d'un de ces chiens en plein accès de rage, et il n'en est résulté qu'une forte pression de la main.

(1) Maygrier, remèdes contre la rage, Lyon 1866.

C'est là une méthode dont on peut certainement conseiller l'emploi ; si elle était adoptée, ce serait le meilleur moyen pour se garantir contre les morsures des chiens enragés. Rappelons ici, à l'honneur de M. Bourrel, que son Traité de la rage a obtenu dernièrement, dans un concours tenu en Angleterre, la plus haute récompense qui ait été accordée jusqu'à ce jour : un prix de 2,500 francs.

La *Faradisation* ou l'action continue d'un courant électrique a été employée par le docteur Mennesson en 1877. Voici à quelle occasion : l'un de nos confrères, M. Moreau, médecin-vétérinaire à La Capelle (Aisne), avait été mordu malheureusement à la main par un chien enragé. En proie aux tortures de la rage, il avait éprouvé de violentes crises que le chloroforme n'avait pu apaiser. C'est alors que M. le docteur Mennesson eut l'idée d'appliquer l'un des pôles d'un appareil à induction à la nuque, et l'autre pôle à la plante des pieds.

Les effets de la sidération procurés par ce moyen ont produit un soulagement momentané au malade pendant lequel il put boire et manger.

Enfin, après une lutte de deux jours, avec alternatives d'exacerbations et de rémissions, notre infortuné confrère expira presque subitement par un arrêt des contractions du cœur.

La sédation obtenue par l'électricité a été assez marquée, dit M. Mennesson pour engager à l'avenir les praticiens à se servir d'un moyen dont la puissance ne peut être mise en doute.

En septembre 1879, M. le docteur Duboué, de Pau, ancien interne des hopitaux de Paris, a présenté à l'Académie des Sciences une théorie dite *Nerveuse*, qui admet que la rage se propage par les nerfs : de là découlent les indications thérapeuthiques en rapport avec la théorie. Le *Bromure de potassium* est le médicament que préconise, en première ligne,

M. Duboué, parce qu'il possède, dit-il, la propriété de diminuer le pouvoir reflexe de la moelle et du bulbe rachidien.

Ce médicament demande à être employé longtemps à l'avance à forte dose et avec continuité.

Plus tard, quand la rage est confirmée, trois agents paraissent devoir être conseillés par M. Duboué afin d'obtenir l'insensibilité relative du bulbe rachidien, c'est le *Curare*, le Chlōral et le Bromure de potassium.

Il est à propos de rappeler ici que déjà en 1874, le docteur Navarin, chirurgien en chef de l'hôpital de Brescia, a prescrit avec succès dans un cas de rage le bromure de potassium à la dose de 4 à 6 grammes en solution.

Le *Xanthium spinosum* a été employé avec efficacité en 1876 par le docteur Grzymala, de Krivoc-Ozera (Podolie), qui a administré ce remède *au moins cent fois*, tant aux hommes qu'aux animaux mordus par des chiens et des loups enragés, et il ne lui a pas été donné d'observer *un seul cas* où ce remède ait échoué.

Une lettre que M. le professeur Gubler a publiée dans le *Journal de Thérapeuthique* fait connaître les nombreux succès obtenus par cette médication dont on n'a pas obtenu les mêmes bienfaits en France qu'en Podolie.

Enfin pour terminer cette longue série des remèdes de la rage, M. H. Bouley, dans sa chronique du 15 mars 1880 publiait un nouveau remède dont l'efficacité a été assurée par les missionnaires ayant résidé au Tonkin : c'est le *Hoang-Nan*, remède qui demande aussi à subir le contrôle de l'expérimentation.

REMÈDES PRÉCONISÉS POUR LES ANIMAUX MORDUS PAR DES CHIENS ENRAGÉS.

Le livre de la *Vénerie royale* publié en 1770 s'exprime ainsi au sujet des *receptes* de la rage :

« Voici les plus assurés remèdes que j'ai expérimentéz « plusieurs fois :

Premier remède.

« Je commencerai par St-Hubert qui est un remède infail- « lible de les y mener si vous n'en êtes pas trop éloigné ; sinon « vous avez les villages où St-Pierre est le patron ; on y tient « une clef qu'ils appellent la clef de St-Pierre qui est faite « exprès pour flastrer et brûler les chiens et bestiaux au « milieu du front, leur brûlant le poil et la peau, car il faut « que l'escarre en tombe. »

Puis après, comme complément du traitement viennent les bains et les plongeons dans un *étang* ou une *rivière*, voir même dans la mer, trois fois par jour, et enfin pour terminer : « y mettrez un emplastre de poix neufve qui « attirera le venin. »

Deuxième remède.

« Mais si vous êtes éloigné de toutes ces choses, continue « notre auteur, et si le chien mordu a une grande plaie, il « faut pour y faire plus d'attraction du venin y mettre un « poulet tué tout à l'heure, fendu et appliqué chaud et l'y « laisser six heures, etc., etc.

Troisième remède.

« Bien laver la playe avec du fort vinaigre tout chaud où « il y aura bouilly d'une racine appelée parelle sauvage, que « l'on trouve partout. Quand la playe sera bien lavée, y « mettre un cataplasme fait avec :

« Oignons et aulx cuits dans les cendres,

« Et ajoutez :

« Miel et sel pulvérisé. »

Quatrième remède.

« En voicy un autre, dit l'auteur, que je ne tiens pas moins « bon que l'autre cy-dessus :

« Prenez un gros oignon cuit sous les cendres,
« Et ajoutez-y :
« Thériaque, mithridate, rue et ortie (parties égales),
« Le tout en solution dans de l'eau-de-vie.

Cinquième remède.

Enfin voici le moyen de faire la fameuse omelette qui, de nos jours, jouit encore d'une certaine renommée :

« Prenez Pimprenelle une poignée,
« Pilez-là pour en tirer du jus,
« Et ajoutez :
« Beurre frais sans sel,
« Et cinq à six œufs et faites la manger immédiatement. »

Croyez bien que ces derniers remèdes, pour être les plus grossiers, sont encore les plus courus et le même remède sert bien souvent aux personnes et aux animaux. Qu'importe, pourvu que le guérisseur y trouve son compte.

Que de chiens dans nos campagnes portent encore cette affreuse marque du *flâtrage* au milieu du front, et qui soit dit ici, ne prévient pas la rage.

C'est par ce mode d'opérer cependant, qu'un certain guérisseur de mon département s'est acquis une grande célébrité bien loin à la ronde.

Lafontaine avait bien raison de dire que :

C'est souvent du hasard que naît l'opinion,
Et c'est l'opinion qui fait toujours la vogue.

Laissons de côté toutes ces panacées plus ridicules les unes que les autres, et si votre chien est mordu n'hésitez pas à le sacrifier dans le plus bref délai, car si grand que soit votre attachement pour cet animal, il ne saurait prévaloir contre une question d'humanité.

Telle est succintement cette longue liste des remèdes de la rage qui ont joui tour à tour d'une certaine vogue, mais qui ont été bien vite oubliés pour reparaître à de longues années de leur naissance comme des nouveautés thérapeutiques : tel il en a été du remède de Solleysel et aussi de l'ammoniaque qui ont été préconisés comme infaillibles contre la rage il y un siècle, et qui nous sont revenus sous d'autres couleurs il y a deux ou trois ans, pour retomber de nouveau dans un oubli justement mérité.

Aujourd'hui que le domaine de la science recule de plus en plus les bornes du charlatanisme, quelques remèdes ont été annoncés paraissant plus en rapport avec les données physiologiques qui ont été exposées sur le siège probable de cette maladie.

Quelques méthodes telles que celles des docteurs Mennesson et Duboué demanderaient à être vérifiées par l'expérimentation. Il en est de même aussi de l'opération de l'émoussement des dents préconisé par notre confrère, M. Bourrel, oncle. Dans la séance de l'Académie des Sciences du 18 août 1879, M. Marey exprimait le vœu que des expériences fussent instituées dans nos écoles vétérinaires dans le but d'y étudier toutes les nouvelles méthodes.

Déjà, au sujet de la contagion de la rage, le professeur Galtier, de l'école vétérinaire de Lyon, a pris l'initiative en instituant dans son cabinet particulier des expériences sur les chiens enragés.

Nous avons aussi appris par la voie des journaux que M. Pasteur aurait recueilli de la salive d'un homme mort de la rage pour la soumettre à de nouvelles expériences. Espérons que nous ne tarderons pas à connaître le résultat obtenu par les investigations de l'illustre savant.

CHAPITRE IX.

La Rage peut guérir spontanément. Preuves à l'appui.

Cette confusion de remèdes dans l'emploi du traitement de la rage où nous voyons des médicaments réussir dans certaines mains et échouer dans d'autres, démontre bien l'impuissance de notre médecine à l'égard de cette maladie sur la nature de laquelle la *médecine expérimentale* est appelée à se prononcer dans un avenir très prochain, nous le pensons bien.

Notre savant collègue de la société centrale de médecine vétérinaire, M. Decroix, qui a longtemps habité l'Algérie comme vétérinaire principal de l'armée d'Afrique, est venu affirmer devant l'Académie de médecine, en 1863, que la rage est une maladie *curable*. Contrairement à tout ce que l'on avait dit jusqu'alors, il a prouvé devant une commission composée de médecins et de vétérinaires que la rage se voyait sur les chiens en Algérie aussi bien qu'en France.

« Mais ce qu'il y eut de plus remarquable et de tout-à-« fait inattendu c'est que parmi les chiens *inoculés* avec le « plus grand soin, et dont la plupart moururent, deux, dont « un inoculé avec de la salive d'un homme enragé, présentè-« rent les symptômes bien caractéristiques de la maladie et « *finirent par guérir* en huit ou dix jours. Et cela à ma grande « confusion, dit M. Decroix, puisqu'il s'agissait de démontrer « que, dans les conditions ordinaires, la mort spontanée « devait arriver du troisième au sixième jour. » La guérison a donc été obtenue par les seuls efforts de la nature et le calme le plus parfait.

Un autre expérimentateur cité par M. Decroix, M. le docteur Menecier, de Marseille, directeur-gérant du *Sud médical,* a fait depuis 1864 de nombreuses observations sur la rage. Il a fait aussi, bien avant M. Galtier, des inoculations sur des lapins.

Le résultat des expériences de M. Menecier démontre que plusieurs chiens inoculés de la rage ont été guéris *spontanément*, et que cette rage dite *ébauchée* n'en est pas moins terrible, dangereuse, puisqu'elle peut se communiquer par inoculation et entrainer la mort du sujet.

De ces faits définitivement acquis à la Science, exprime M. Decroix, tout chien soupçonné enragé devrait, avant d'être abattu, servir à des inoculations qui seules peuvent permettre d'affirmer la présence du virus rabique ou sa non-existence.

A côté de ces découvertes peu rassurantes, il en est une qui console cependant, c'est que la rage n'est pas toujours une maladie mortelle, et que parfois les efforts de la nature suffisent à la guérir.

CHAPITRE X.

Responsabilité des propriétaires d'animaux enragés. — Nécessité de mesures rigoureuses contre la rage. — Abattage des chiens enragés.

« En cas d'accidents graves ou de mort d'homme — dit « l'Instruction sur la rage de MM. Bouley et Proust — le « propriétaire du chien enragé pourra être poursuivi d'of-

« fice, sans préjudice des dommages-intérêts qui peuvent « être réclamés par les familles. »

L'art. 419 du code pénal qui concerne cette *responsabilité* s'exprime ainsi : « Quiconque, par maladresse, imprudence, « inattention, négligence ou inobservation des règlements, « aura commis involontairement un homicide ou en aura « involontairement été la cause, sera puni d'un emprisonne- « ment de trois mois à deux ans et d'une amende de 50 à « 600 francs.

« Les prescriptions de cet article, dit M. H. Bouley (*Re- « cueil*, chronique 15 décembre 1877), sont manifestement « applicables aux *homicides* dont les chiens enragés sont « trop souvent les auteurs, puisque les propriétaires de ces « animaux auraient pu et dû les éviter s'ils avaient *observé* « *les règlements* et n'avaient pas commis *l'imprudence* ou la « *maladresse* de laisser la liberté de la divagation ou de per- « mettre de s'échapper à des chiens qui, rendus dangereux « par des morsures contagieuses, devaient être par cela « même ou supprimés, ou étroitement séquestrés. »

« Mais, continue M. H. Bouley, ce n'est pas seulement « l'action publique qui peut être exercée contre les proprié- « taires des animaux qui commettent des sévices rabiques; « aux termes des articles 1382 et 1385 du code civil, ces « propriétaires peuvent être aussi poursuivis en dommages- « intérêts. Si l'on appelait plus souvent à l'aide de l'action « sanitaire ce concours que pourrait efficacement lui prêter « le code pénal et le code civil, point de doute que l'on par- « viendrait ainsi à rendre cette action plus efficace, en for- « çant de se plier à ses utiles exigences les intérêts mal en- « tendus qui la contrecarrent aujourd'hui. »

« Quant aux chiens suspects, ceux qui ont subi une mor- « sure rabique ou qui ont été exposés à la recevoir, la loi « sanitaire actuellement en projet est pour eux très-rigou- « reuse ; elle ordonne l'abattage des chiens et des chats sus- « pects, parce que c'est le seul moyen sur lequel on puisse

« compter pour prévenir la multiplication des accidents ra-
« biques. La mort seule des animaux assure la sécurité pu-
« blique. Moyen cruel incontestablement et qui donnera
« lieu à bien des plaintes et des lamentations; mais cette
« cruauté est commandée par l'humanité. »

CHAPITRE XI.

Mesures proposées pour l'extinction de la Rage.

Il y a là une question d'humanité dont nous tenons à honneur de nous occuper dans ce chapitre, en étudiant d'où vient le mal, et en voyant s'il n'y aurait pas moyen de le couper dans sa racine.

Comme je l'ai déjà exposé dans le cours de cette publication, la principale cause qui engendre la rage, c'est : *la divagation des chiens errants* qui existent en grand nombre dans les villes et dans les campagnes, et qu'on n'évalue pas à moins de vingt mille individus à Paris seulement, c'est là un chiffre prodigieux de chiens inutiles dont on pourrait arrêter la production sans cesse renaissante par des mesures rigoureuses, car, autrement, c'est maintenir la rage en permanence au milieu de toute cette grande population.

Il y a donc intérêt majeur à examiner les mesures qui ont été proposées à cet effet.

La cause première de cette divagation, je la trouve dans la *taxe* qui n'est pas fidèlement répartie dans beaucoup de nos campagnes surtout.

La raison la voici : nombre de répartiteurs possèdent un ou plusieurs chiens de fantaisie ; appliquer le maximum de la taxe aux autres, c'est se l'appliquer à soi-même. En réalité, on trouvera plus commode et plus économique à la fois, de payer deux francs que d'en payer huit. Pour lever tout incident qui pourrait survenir à ce sujet, on classe comme chiens de garde (ne payant que deux francs), beaucoup de chiens de fantaisie qui, taxés comme le veut la loi, devraient payer huit francs.

Cette entorse, donnée à la loi, se renouvelle chaque année. A défaut d'un contrôle rigoureux, nous voyons des gens pauvres, très pauvres même, qui se donnent le luxe d'avoir des chiens de fantaisie qui pullulent dans nos rues, y cherchent une nourriture qui leur manque chez leur maître, et après quelques jours de vagabondage rentrent au foyer domestique et y rapportent le germe de la rage.

D'un autre côté, d'après des réflexions que notre distingué confrère, M. Mollereau, vétérinaire à Charenton, a émises sur le *Petit Journal* (2 janvier 1879), la mesure obligatoire du collier avec l'adresse du propriétaire, ne lui paraît pas efficace contre l'extinction de la rage, « parce que, dit M. Mollereau, « cette mesure sera peut-être rigoureusement observée, le « temps que durera l'émotion que provoquent toujours les « accidents causés par cette maladie, mais ne tardera pas à « l'être moins à mesure que cette émotion se calmera. »

Il résulte d'un travail auquel s'est livré M. Lepaute, conservateur du bois de Vincennes : « Que c'était surtout au « moment de la déclaration de la *taxe*, que nombre de chiens « abandonnés par leurs propriétaires, pour ne pas acquitter « l'impôt, étaient trouvés errants dans les bois ; il proposait, « pour remédier à cet état de choses et aussi pour diminuer « les accidents de la rage, de délivrer aux propriétaires de « chiens, au moment où ils font la déclaration de taxe, un « ticket en zinc par exemple, portant estampé un numéro « matricule et les indications nécessaires pour retrouver fa-

« cilement l'inscription faite sur les registres spéciaux tenus « à cet effet. »

« Cette petite plaque dont la forme serait modifiée chaque « année, devrait toujours être pendue au collier du chien; « et tout animal, fut-il tenu en laisse, mais non porteur de « cette patente, serait impitoyablement saisi par les agents « de l'autorité et mis en fourrière. Dans le cas, au contraire, « où un chien serait trouvé errant, mais porteur de son « ticket, le propriétaire en serait immédiatement avisé par « l'administration qui retrouverait son nom sur les con- « trôles.

« Pratiquée depuis longtemps en Suisse et dans certaines « contrées de l'Allemagne, cette mesure y donne de très- « bons résultats, dit M. Mollereau en terminant cet article. »

D'après les termes d'une réclamation faite au *Petit-Journal* le 4 janvier 1879 : « Ces moyens (dont je viens de parler plus « haut), ont été *littéralement* proposés par moi, dit M. Bertha- « Staube, correspondant spécial des journaux suédois, à « MM. les Préfets de la Seine et de police dans le courant de « l'année 1875, avec cette seule différence qu'avec le mot « *ticket* qui ne signifie rien pour les neuf-dixièmes des « Français, j'ai appelé ledit ticket *une petite plaque de* « *métal.* »

M. Staube a exposé son projet, qui est toujours à l'étude, à MM. Félix Voisin et Albert Gigot, préfets de police, ainsi qu'aux deux chefs du cabinet de M. le Préfet de la Seine et à M. D'Lindre, président de la Commission des Contributions indirectes.

Ainsi la *taxe mal répartie* et aussi la *non déclaration* pour éluder cette taxe, seraient les deux causes principales de cet excédant de la population anormale des chiens, lesquels abandonnés par leurs propriétaires se mettent en état de divagation.

Trouver les moyens de supprimer tous ces animaux inutiles, ce serait en même temps diminuer le nombre des accidents de rage qui affligent beaucoup de familles chaque année; c'est pourquoi je voudrais, pour assurer l'efficacité des mesures que propose notre confrère M. Mollereau, qu'il fut institué partout un *comité de surveillance* de la rage, lequel à certaines époques de l'année, aurait pour fonctions de vérifier si l'inscription et la répartition des chiens a été exacte dans chaque commune. On pourrait même charger de ce soin les *comités d'hygiène et de salubrité.* Ces comités seraient aussi chargés de faire appliquer les lois concernant la police sanitaire de la rage.

Ce moyen de contrôle serait, à notre avis, l'un des meilleurs pour exciter tous les possesseurs de chiens à faire leur déclaration et pour avoir aussi une répartition plus fidèle de toute la gente canine. On verrait alors le nombre des chiens *vagabonds* diminuer dans une notable proportion et partout l'on arriverait ainsi graduellement à l'extinction de la rage.

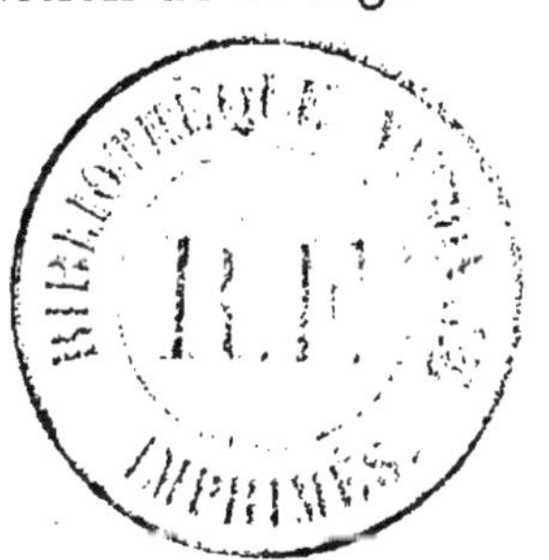

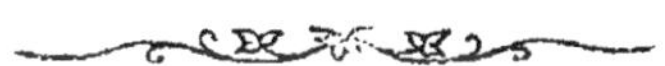

Beauvais, typographie D. PERE, imprimeur rue Saint-Jean.

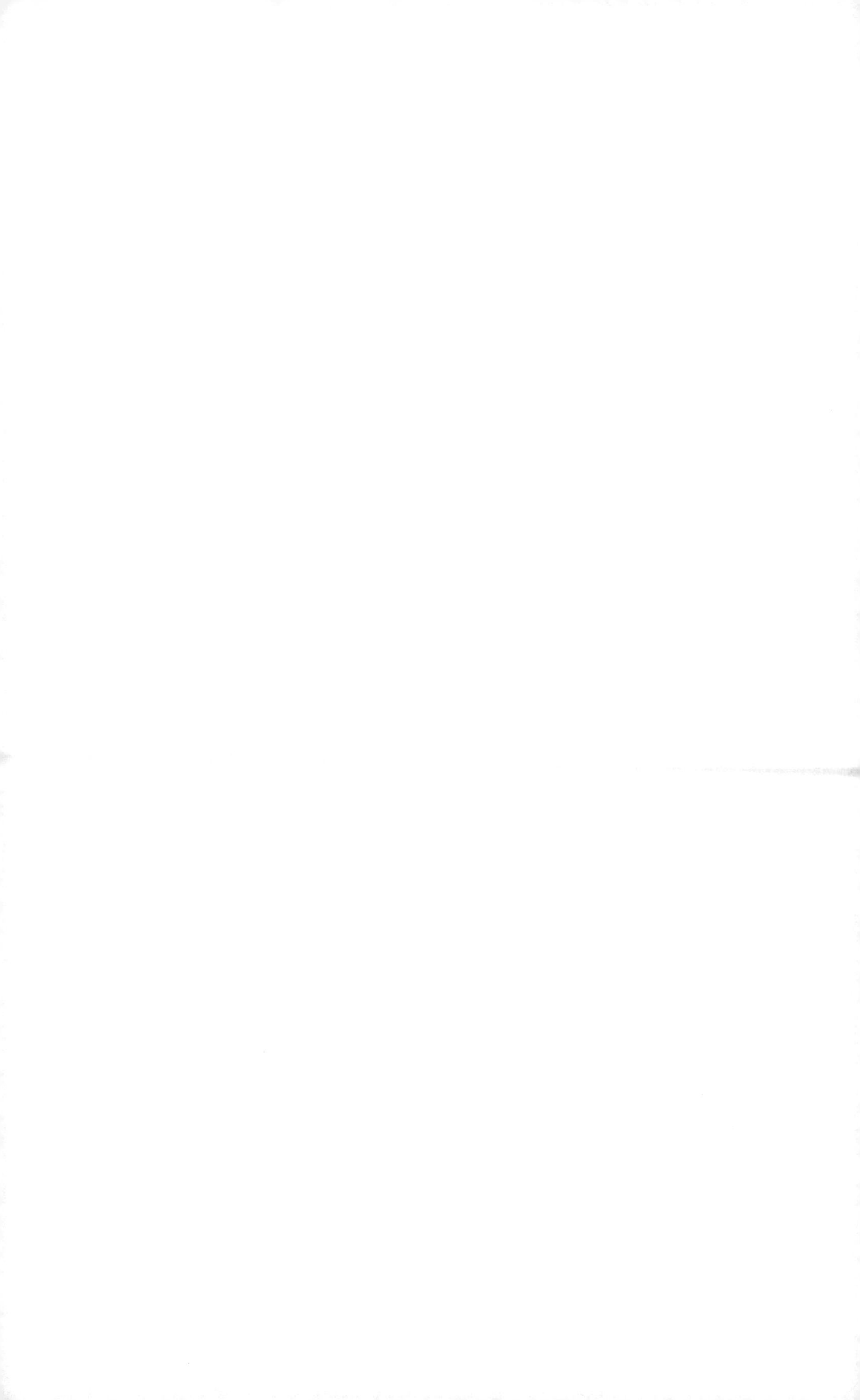

www.ingramcontent.com/pod-product-compliance
Ingram Content Group UK Ltd.
Pitfield, Milton Keynes, MK11 3LW, UK
UKHW021013200726
13857UKWH00004B/1427